正常と異常が一目でわかる

総合診療のための
病理診断
ケーススタディ

監修 **青木 眞** 感染症コンサルタント
執筆 **砂川恵伸** 亀田総合病院臨床病理科

医学書院

正常と異常が一目でわかる
総合診療のための病理診断ケーススタディ

発　行　2019 年 7 月 1 日　第 1 版第 1 刷 ©

監　修　青木　眞

執　筆　砂川恵伸

発行者　株式会社　医学書院
　　　　代表取締役　金原　俊
　　　　〒113-8719　東京都文京区本郷 1-28-23
　　　　電話　03-3817-5600（社内案内）

印刷・製本　アイワード

本書の複製権・翻訳権・上映権・譲渡権・貸与権・公衆送信権（送信可能化権
を含む）は株式会社医学書院が保有します.

ISBN978-4-260-02872-1

本書を無断で複製する行為（複写，スキャン，デジタルデータ化など）は，「私
的使用のための複製」など著作権法上の限られた例外を除き禁じられています.
大学，病院，診療所，企業などにおいて，業務上使用する目的（診療，研究活
動を含む）で上記の行為を行うことは，その使用範囲が内部的であっても，私的
使用には該当せず，違法です. また私的使用に該当する場合であっても，代行
業者等の第三者に依頼して上記の行為を行うことは違法となります.

JCOPY〈出版者著作権管理機構　委託出版物〉
本書の無断複製は著作権法上での例外を除き禁じられています.
複製される場合は，そのつど事前に，出版者著作権管理機構
（電話 03-5244-5088，FAX 03-5244-5089，info@jcopy.or.jp）の
許諾を得てください.

監修の序

　病理診断を生かすも殺すも臨床情報に基づく病態生理の理解である．臨床情報のない病理診断は，全焼となった廃墟を前にして，火事の原因がタバコの不始末なのか，放火であるのかを決めるのに似ている．発熱に伴う皮疹や原因不明の潰瘍病変の組織診断が「非特異的炎症」という回答であったときの混乱は誰でも経験している．

　診断には組織学的情報に加えて臨床的なシナリオが必要であり，皮疹の背景に血管炎やウイルス感染症を想定する能力が必要である．優れた病理医は，当然，優れた臨床医であることが求められる所以である．

　砂川恵伸先生は，臨床の言葉を理解する数少ない病理医である．彼は外来で肺炎症例をみながら，頭の中では患者の肺の組織像を同時にみている．

　本書では，砂川先生が壊死や梗塞といった基本的な病態の組織像を正常と異常を対比させながら示してくれている．この代表的な組織所見を一種の総論として押さえることで，初学者の病理所見の受け止め方が，今後大きく前進するだろう．

　本書作成にあたって，髙橋健祐氏，濵名香野氏に貴重なアドバイスをいただいた．この場を借りて謝意を表したい．

2019 年 5 月

感染症コンサルタント

青木　眞

はじめに

　本書はこれから病理診断を学びたい，またはもう一度病理診断を学びたいという初学者向けに作成した．

　臨床診断の延長線上に肉眼および組織診断は位置する．本書は遭遇する頻度が高い病変の肉眼像と組織像を提示した．組織診断には主に光学顕微鏡を用い，免疫組織学的手法などは初学者にとってなじみが低いため割愛した．

本書の特徴を以下に示す．

- 「Ⅰ　病理診断のルール」では，肉眼診断と組織診断について述べた．
- 「Ⅱ　病理診断ケーススタディ」では，「代謝障害」「循環障害」「炎症」「腫瘍」の代表的な20例を提示した．その順番は病理成書に記載されている総論の順番に則った．
- 症例を提示したのちに，疾患の解説をした．
- 病理写真は「正常」と「異常」を比較した．
- 提示する写真の順番を肉眼所見→組織の低倍率像→中倍率像→高倍率像の順で提示した．（高倍率像とは細胞の核が観察可能な倍率である．低〜中倍率像では個々の細胞より，全体的な構造や分布を観察する）
- 組織写真は光学顕微鏡像を用いた．
- 組織写真の染色法はヘマトキシリン–エオジン（H-E）染色を原則とした．

　本書が日常の臨床診断に少しでも役立てば幸いである．

2019 年 5 月

砂川恵伸

目次

Ⅰ 病理診断のルール　　　　　　　　　　　　　　　　　　　　　　　　　　1

1	肉眼診断のルール ― 白は悪性腫瘍 2
2	ミクロは紫色とピンク色 6

Ⅱ 病理診断ケーススタディ　　　　　　　　　　　　　　　　　　　　　　　11

〔代謝障害〕
- 症例 1　劇症肝炎は大量の細胞の死 12
- 症例 2　細胞は脱落すれば線維に置き換わる 18
- 症例 3　副腎皮質の萎縮は命にかかわる 24
- 症例 4　大きくなっても規律正しく 30
- 症例 5　化生は細胞の七変化 36

〔循環障害〕
- 症例 6　潰瘍は肉芽組織により修復される 44
- 症例 7　うっ血は血管の中，水腫は血管の外 50
- 症例 8　梗塞は血流の遮断により起こる 56
- 症例 9　血栓塞栓は遠いところから飛んでくる 62

〔炎症〕
- 症例 10　ショックをきたすと組織はピンク色になる 68
- 症例 11　大葉性肺炎は孔を通して炎症が広がる 78
- 症例 12　特異的炎症は肉芽腫と巨細胞を探す 84
- 症例 13　ウイルス感染症の診断は，封入体を探そう 90
- 症例 14　膿は好中球の塊 96
- 症例 15　チーズ様壊死は脂質を多く含む 102
- 症例 16　感染症の病理像は，宿主の免疫状態に依存する 108
- 症例 17　自己免疫性疾患は，自分の細胞・組織を標的にして炎症が起こる 114

〔腫瘍〕
- 症例 18　癌は色と形で判定する 118
- 症例 19　Kaposi 肉腫は肉眼的に紫色 124
- 症例 20　Hodgkin リンパ腫は，過去に炎症性疾患と考えられていた 130

コラム
- 「なんだ，これは」　17
- 検体の処理法・染色法により，同じ細胞でも違ってみえる　29
- 壊死だけだ　35
- 一目でわかる病気，奇形腫　43
- リンパ球性心筋炎　77
- クリプトコッカスの病理診断は，莢膜を証明する　89
- いまでは日本でみられない寄生虫症　107
- 病理学と医学教育　113

参考文献　137

索引　141

vii

I

病理診断のルール

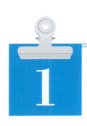

1 肉眼診断のルール―白は悪性腫瘍

1. はじめに

臨床的に，病変は大きさや形を画像検査で診断可能である．

病理では画像検査に加えて，病変に直接触れる硬さや色を観察する．特に生体内には種々の色素が存在する．これらを同定することで病変の正確な診断が可能となる．

色により分類した肉眼所見を表1に示す．

表1　色により分類した肉眼所見

色	色素	色素の由来	例
■緑色	ビリルビン ビリベルジン	ヘモグロビン	黄疸 肝細胞癌
■黒色	メラニン	チロシン	良性黒子 悪性黒色腫
■黄色	脂質	カロチン（ビタミンA）	脂肪組織 神経腫瘍
■赤～赤褐色	ヘモグロビン ヘモジデリン	鉄	血栓（血管内） 血腫（血管外）
■茶色	ミオグロビン	鉄	骨格筋 心筋
□白色	なし	なし	多くの腫瘍

2. 緑は胆汁

胆汁はビリルビン色素を含む．この色素は赤血球のヘモグロビン色素に由来する．病理でビリルビンはホルマリンにより酸化され，ビリベルジンに変化し，より濃い緑色になる．

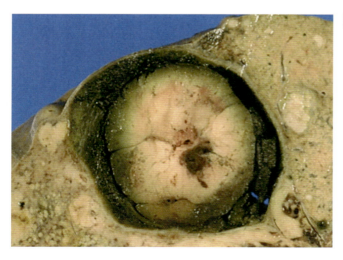

図1　肝細胞癌
- この癌はビリルビンを産生し，ホルマリン固定によりビリベルジンとなる．

3. 黒はメラニン

　　皮膚や眼球はメラニン色素を含む．この色素はチロシンに由来し，メラニン細胞で合成される．良性黒子や悪性黒色腫はメラニン色素産生を伴う．

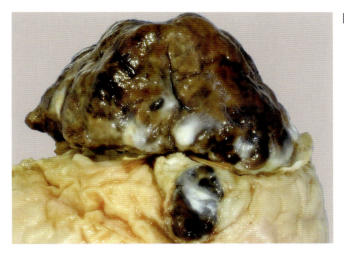

図2　足底に発生した悪性黒色腫
- メラニン産生を伴い，黒色となる．

4. 黄は脂肪

　　脂肪組織やニンジンは，カロチン（ビタミンA）を多く含むため黄色い．

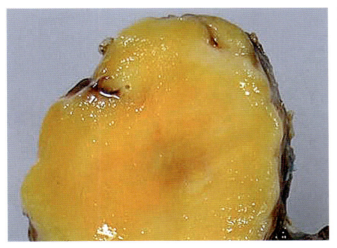

図3　神経鞘腫
- この腫瘍は脂質に富むため黄色い．

5. 赤は血液

赤血球はヘモグロビンという色素蛋白質から構成され，ヘム色素を含む．この色素は鉄に由来し，酸素に高い親和性を有する．さらにホルマリンなどで酸化されると茶褐色のヘモジデリン顆粒に変化する．

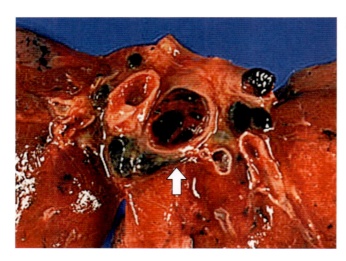

図4　肺血栓
- 血管内に血栓を認める(⇨)．

6. 茶は横紋筋

横紋筋はミオグロビンという蛋白質から構成され，ヘモグロビンと同様にヘム色素を含む．横紋筋は骨格筋および心筋に分類される．

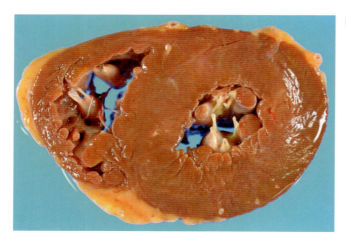

図5　心臓
- 横紋筋は茶色である．

7. 白は腫瘍

多くの悪性腫瘍は特異的な色素を産生せず，細胞が単一に増殖するため白い．

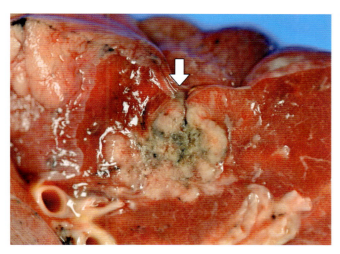

図6　肺癌
- 写真中央に癌を認める（⇨）．
- 肺は空気中のほこりを吸入・沈着し，癌の一部も黒くなる．

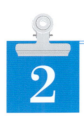

2 ミクロは紫色とピンク色

1. はじめに

病理診断では，肉眼診断に基づいて組織診断を行う．手術検体は肉眼的に観察後，顕微鏡で確認する．小さな生検検体は組織診断のみが多い．

組織診断で最も基本的な染色法は，ヘマトキシリン-エオジン（Hematoxylin-Eosin：H-E）染色である．H-E 染色は普通染色または一般染色と呼ばれ，日常的に行われる染色である．

以下に H-E 染色について述べる．

- **H-E 染色は紫色とピンク色の 2 色のコントラストを観察する**

    H-E 染色の染色性を**表 1** に示す．

表 1　H-E 染色の染色性

色	色素	染色されるもの	代表的な病変組織
■紫色	ヘマトキシリン	細胞の核	悪性腫瘍
		石灰化物	炎症や膿瘍
		細菌	
■ピンク色	エオジン	正常組織の蛋白質	
■赤色	エオジン	壊死	心筋や脳の梗塞
		出血	脳出血
		血栓	肺血栓症
不染～難染	染色されない物質	脂肪	脂肪組織
	染色されにくい物質	粘液	腺上皮細胞が産生する粘液
		グリコーゲン	肝細胞内のグリコーゲン

2. ヘマトキシリン

- **H-E 染色の紫色は，核に染まる**

    H-E 染色は，ヘマトキシリンとエオジンの 2 重染色である．ヘマトキシリンが核を紫色に，エオジンが細胞質や蛋白質をピンク色に染める．

    悪性細胞は核酸量や細胞数が増加する．炎症・膿瘍では炎症細胞の数が増加する．これらは H-E 染色で紫が目立つ．

- **低倍率像では紫色の分布を観察する**

    DNA，RNA に含まれる核酸のリン酸基にヘマトキシリンが結合し，核を紫色に染める．

- 正常と悪性

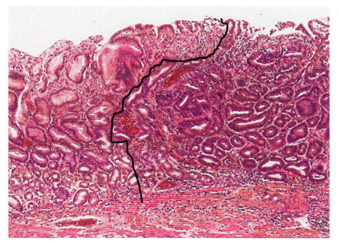

図1　胃癌，H-E染色，低倍率像
- 線の左側が正常胃粘膜，右側が胃癌である．
- 悪性腫瘍では，細胞が異常増加する．
- H-E染色では増加した細胞の核の密度が上昇し，紫色が濃くなる．

- 正常　胃粘膜

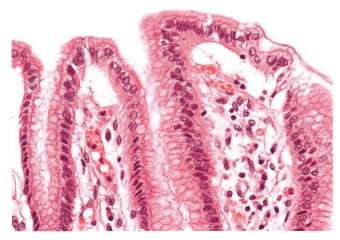

図2　正常胃組織，H-E染色，高倍率像
- 正常粘膜において，核は細胞の下側（基底層側）に規則正しく配列する．

- 異常　悪性腫瘍

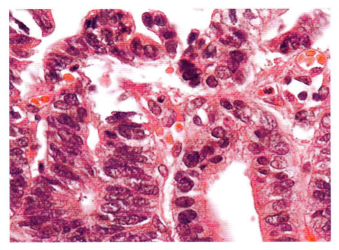

図3　胃癌，H-E染色，高倍率像
- 癌において，核の配列は不規則になる．
- 細胞の数や核酸量も異常に増加する．

3. エオジン

- **H-E 染色のピンク色は，細胞質や蛋白質に染まる**

　　　エオジンは細胞質や蛋白質をピンク色に染める．エオジンは蛋白質のカルボキシル基に結合し，これらをピンク色に染める．

　　　異常な蛋白質である壊死物質，異常な血液成分（出血，血腫や血栓）は，赤色あるいは濃いピンク色に染まる．壊死物質では崩壊した核（紫色）と細胞質（ピンク色）が交ざる．

- **高倍率像では核と細胞質のバランスを観察する**

　　　正常組織では，核の紫色と細胞質のピンク色は規則正しく配列する．

- **正常　心筋**

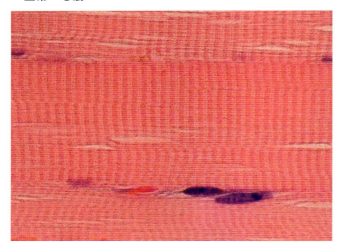

図4　正常心筋組織，H-E 染色，高倍率像
- 心筋組織は筋線維がエオジンに染まる．
- 心筋は横紋筋で，特徴的な横縞模様を認める．

● 異常　壊死

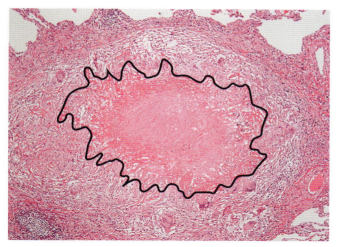

図5　結核，中心性壊死，H-E染色，低倍率像
- 周囲と比較して壊死部分は濃いピンク色を呈する（実線）．
- 崩壊した細胞質とフィブリン，脂質が入りまじった状態である．

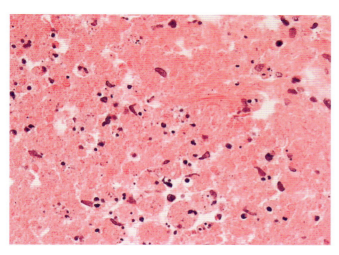

図6　壊死組織，H-E染色，高倍率像
- 壊死に陥ると核と細胞質が崩壊し，紫とピンク色が交ざる．

4. 不染〜難染

H-E染色では染色されない・染色されにくい物質が存在する．

■染色されない物質

組織標本作製過程で使用するアルコールにより，これらの物質は消失する．

- 脂肪：細胞から溶出して消失する．
- 水分：細胞から脱水により消失する．

● 正常　脂肪

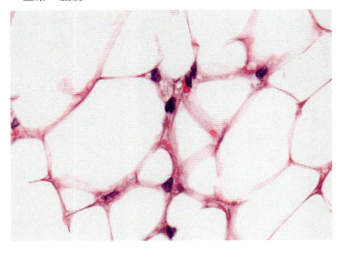

図7　正常脂肪組織，H-E染色，高倍率像
- 脂肪細胞中の脂肪は溶出し，染色されない．

■染色されにくい物質（難染物質）

ヘマトキシリンおよびエオジンのいずれの色素にも染まりにくい．過ヨウ素酸シッフ染色（PAS染色）などの特殊染色により存在を確認できる．

- 粘液
- グリコーゲン

● 粘液

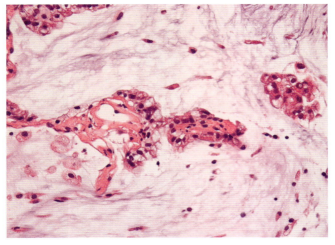

図8　粘液，H-E染色，中倍率像
- 腺細胞の周囲を取り囲む粘液は，淡いピンク色を呈する．

II

病理診断ケーススタディ

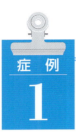

代謝障害―壊死

症例 1 劇症肝炎は大量の細胞の死

25歳，男性．意識混濁のため救急搬送された．4週間前から全身倦怠感，食欲不振が出現した．1週間前より全身黄染，発熱，白色便を認めた．既往に静脈注射薬物常用歴がある．

現症：全身の黄疸，口腔粘膜出血，紫斑，羽ばたき振戦を認める．

検査所見：(血算) 血小板 $3.0×10^3/\mu L$，(凝固) PT 18.0，APTT 50.0，PT% 20%，(生化学) 総ビリルビン 15.0 mg/dL，直接ビリルビン 5.0 mg/dL，間接ビリルビン 10.0 mg/dL，ALT 700 IU/L，AST 900 IU/L，アンモニア 100 $\mu L/mg$ (2～40 $\mu L/mg$)，(血清) HBs 抗原 (＋)，HBs 抗体 (－)，HBe 抗原 (－)，HBe 抗体 (＋)，IgM-HBc 抗体 (＋)，IgG-HBc 抗体 (－)．

入院後，治療効果なく死亡し，病理解剖が行われた．肝臓の肉眼像 (図1) および組織像 (図2, 3) を提示する．

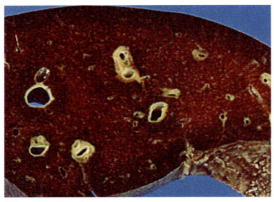

図1　肝臓の肉眼像

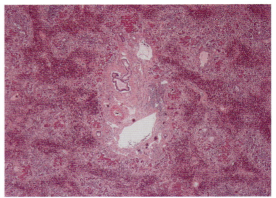

図2　肝臓の組織像，H-E 染色，低倍率像

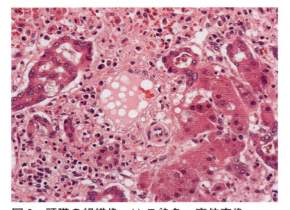

図3　肝臓の組織像，H-E 染色，高倍率像

診断 B型肝炎ウイルスによる劇症肝炎

1. 劇症肝炎

　　劇症肝炎とはウイルス，薬物，自己免疫性疾患などが原因で，正常の肝臓に短期間で広汎な壊死が生じ，進行性の黄疸，出血傾向および精神神経症状（肝性脳症）などの肝不全症状が出現する病態である．

　　アセトアミノフェン中毒が主体である欧米の急性肝不全とは異なり，本邦の急性肝不全の代表疾患はウイルスによる炎症（劇症肝炎）である．病理組織学的に，慢性ウイルス性肝炎は門脈領域（門脈域）へのリンパ球浸潤を認める．一方，アセトアミノフェンなどによる薬物中毒による肝不全は門脈領域非限局性の肝細胞壊死である．

　　本邦では臨床的に劇症肝炎を以下のように定義している．

- 初発症状出現から8週以内にプロトロンビン時間が40％以下に低下し，昏睡Ⅱ度以上の肝性脳症（見当識障害，羽ばたき振戦）を生じる肝炎〔劇症肝炎の診断基準（厚生労働省「難治性の肝疾患に関する調査研究」班：2003年）．http://www.hepatobiliary.jp/uploads/files/表%EF%BC%91(3).pdf〕．

　　本症は症状および病歴，検査結果からB型肝炎ウイルスによる劇症肝炎と診断できる．

2. 壊死

　　壊死（ネクローシス，necrosis）は，細胞や組織が死んでいく過程やその結果に生じた細胞死・組織死を意味する．通常の生理的過程の死（アポトーシス，apoptosis）とは異なり，体の一部分あるいはすべてを構成する細胞だけが死滅する．壊死とアポトーシスの違いを**表1**に示す．

表1　壊死とアポトーシスの違い

	壊死（ネクローシス）	アポトーシス
原因	● 病的な大量の細胞・組織の死 ● 感染，血流途絶，外傷，薬物，放射線	● 自然な経過，プログラムされた個々の細胞死 ● ときに薬物，放射線
細胞の変化	● 核の断片化および破壊された核の細胞外流出 ● 細胞の膨張，細胞膜の障害による細胞質の流出	● 核の凝集・断片化 ● 細胞の凝縮，小型化（アポトーシス小体の形成）
組織の変化	● 細胞内容物流出により惹起された二次的な炎症，出血	● 個々の細胞はマクロファージにより処理されるため，組織変化はほとんど生じない
生体に生じる場合	● 凝固壊死（本症例）：多くの細胞・組織の死 ● 融解（液状）壊死：化膿性の膿瘍，脳組織 ● 脂肪壊死：脂肪組織 ● 乾酪壊死：結核，狭義には凝固壊死 ● 類線維素（フィブリノイド）壊死：血管炎	● 生物の発生・再生過程 　・指の形成 　・消化管上皮 　・表皮 　・骨髄細胞

病理診断　ここがポイント

《劇症肝炎の病理学的な観察法》
- **肉眼所見**
  - 色：赤～茶褐色（壊死と出血）．
  - 形：肝小葉構築が破壊される．触ると軟らかい．
- **組織所見**
  - 色：ピンク色（壊死物質，出血）～紫色（破片状になった大量の核物質）．
  - 構造：太い門脈域のみが残存する．小さな門脈・中心静脈領域は破壊されている．
  - 細胞：大部分の肝細胞は消失，炎症細胞浸潤，出血．

解説

1. 正常肝臓

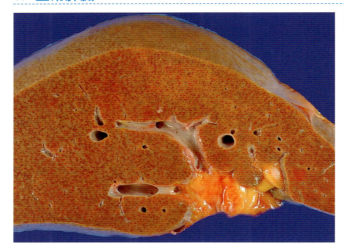

図4　正常肝臓の肉眼像
- 肝臓は黄褐色～黄緑色～淡茶色である．
- これらは肝細胞の産生する胆汁色素（緑色），肝細胞周囲の赤血球（赤褐色），蓄積した脂肪（黄色）や鉄分（茶色）から構成される．
- 肝細胞の周囲を取り囲む血管を認める．

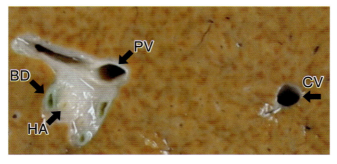

図5　正常肝臓の肉眼像（拡大像）
- 代表的な門脈（PV），肝動脈（HA），胆管（BD）および肝中心静脈（CV）を示す．
- 胆管内に緑色の胆汁色素が存在する．
- 胆管周囲に門脈，肝動脈が存在する．後述の中心静脈より大きい．
- 門脈領域から離れて中心静脈が存在する．門脈より小さな単一の静脈のみを認める．

2. 劇症肝炎

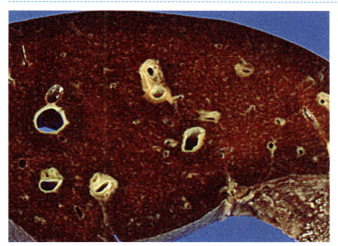

図6　劇症肝炎の肉眼像
- 劇症肝炎は黒褐色になる．
- 肝細胞の広範な壊死と二次的な出血が混ざり合うためである．
- 肝臓の構造は破壊される．

3. 正常肝臓

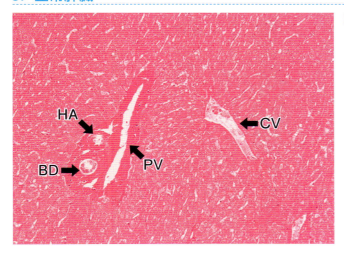

図7　正常肝臓組織，H-E染色，中倍率像
- 門脈(PV)，肝動脈(HA)，胆管(BD)および肝中心静脈(CV)を示す．
- 肝臓組織は門脈領域と肝中心静脈領域に分けて観察する．
- 両者の周囲は肝細胞に取り囲まれる．肝細胞・門脈域・肝中心静脈域から構成される形態は，1つの組織学的・機能的な単位である．これを肝小葉と呼ぶ．

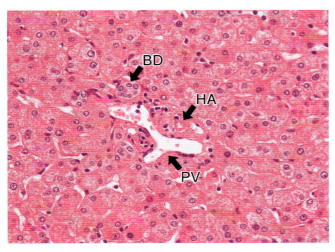

図8　正常肝臓組織，H-E染色，高倍率像
- 門脈(PV)，肝動脈(HA)および胆管(BD)を示す．
- 門脈領域周囲は肝細胞(ピンク色)に囲まれる．
- 肝細胞の中心には丸い核(紫色)が位置する．正常肝細胞は細胞質が豊富なためピンク色である．

4. 劇症肝炎

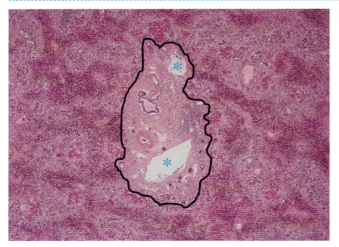

図9　劇症肝炎，H-E 染色，低倍率像
- 門脈領域を実線，門脈を(＊)で示す．
- 門脈領域周囲は斑状となり，ピンク色と紫色が交ざる．
- 強い炎症により大量の肝細胞の壊死が起こる．壊れた細胞の蛋白質が細胞外に流れ出し，血液と混ざり合う．炎症細胞も加わるため，このような斑状になる．
- 正常構造の肝細胞索および小葉は不明瞭となる．

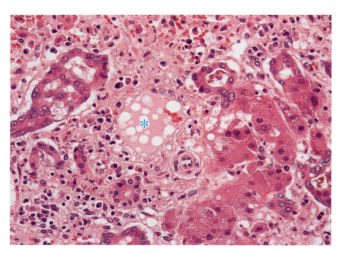

図10　劇症肝炎，H-E 染色，高倍率像
- 門脈を(＊)で示す．
- 門脈領域の構造および周囲肝細胞は破壊されている．肝細胞のピンク色の色調が低下し，炎症細胞浸潤により紫色が目立つ．

コラム　　　　　　　　　　　　　　「なんだ，これは」

「なんだ，これは？」

これは病理組織標本で，初めて糞線虫をみたときの筆者の印象である（図1）．

筆者は沖縄県立中部病院で臨床研修を行った．沖縄県は亜熱帯に位置し，現在でも高齢者を中心に5.2％の人が糞線虫に感染しているとされる．糞線虫症の最も簡便な診断法は，糞便検体中の糞線虫を直接検鏡することである（図2）．新鮮な糞便であれば動いている虫体も観察できる．

本症は糞線虫（*Strongyloides stercoralis*）により起こる疾患で，本虫は世界中に分布し，日本では九州・沖縄地域の報告が多い．本虫は寄生世代と自由世代があり，ヒト体内では自家感染を繰り返す寄生世代を有する．下痢・便秘を繰り返したり，ときに全身播種，髄膜炎，敗血症を起こす．

寄生虫学の教科書で虫体の全体像を記載しているが，断面像の掲載は少ない．また病理診断は主に悪性腫瘍を取り扱うため，感染症病原体の記載は不十分である．糞便検体で見慣れていたはずの病原体であっても，病理組織で観察したときにはとまどう．普段から正確な病理診断のために，感染症や臨床医学の習得に努めるべきである．

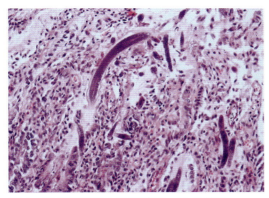

図1　消化管組織中の糞線虫，H-E 染色，中倍率像

- 紫色に染まる糞線虫を多数認める．

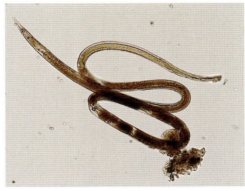

図2　便中の糞線虫，ホルマリン固定後，高倍率像

症例 2　代謝障害―変性，線維化
細胞は脱落すれば線維に置き換わる

50歳，女性．腹部膨満感のため受診した．10年前より肝機能障害を指摘されていた．4週間前から浮腫が出現し，3日前より全身倦怠感が強くなり受診した．

既往歴に肥満，糖尿病，脂質異常症（高脂血症）がある．飲酒歴および輸血歴はない．

検査所見：Alb 1.8 g/dL，ALT 400 IU/L，AST 800 IU/L．肝炎ウイルスおよび自己抗体はすべて陰性．

入院後，まもなく死亡し病理解剖が行われた．肝臓の肉眼像（図1），組織像（図2，3）を提示する．

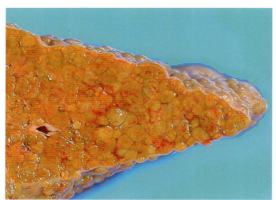

図1　肝臓の肉眼像

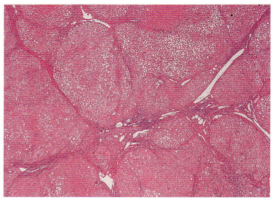

図2　肝臓の組織像，H-E染色，低倍率像

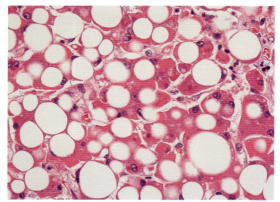

図3　肝臓の組織像，H-E染色，高倍率像

診断 非アルコール性脂肪性肝炎による肝硬変（NASH/LC）

1. 非アルコール性脂肪性肝炎・肝硬変（NASH/LC）

　　非アルコール性脂肪性肝炎・肝硬変（non-alcoholic steatohepatitis/liver cirrhosis：NASH/LC）は飲酒歴がないのにもかかわらず，アルコール性肝炎と類似した病理組織像となる．飲酒歴の有無が重要である．肥満の中年女性に多く，ときに糖尿病や脂質異常症（高脂血症）を合併している．多くは無症候性に進行し，進行期には肝硬変，肝細胞癌を発症する．

　　臨床検査でウイルス性肝炎や自己免疫性肝炎を除外する．

　　NASH と慢性ウイルス性肝炎との組織学的な鑑別点を**表 1** に示す．

表 1　NASH と慢性ウイルス性肝炎との組織学的な鑑別点

	非アルコール性脂肪性肝炎	慢性ウイルス性肝炎
炎症・壊死	● ほとんどない，または軽度	● 門脈領域を中心とするリンパ球浸潤および肝細胞壊死
線維化	● 個々の肝細胞周囲や中心静脈領域から起こる ● 偽小葉は 3 mm 以下	● 門脈領域から起こることが多い ● 偽小葉は 3 mm を超えるものがあり，大小不同
脂肪変性	● 大脂肪滴：各肝細胞の細胞質体全体に充満する．肝臓全体の 30%以上を占める	● 小脂肪滴：個々の肝細胞の一部．全体の脂肪沈着量は少ない

2 　細胞は脱落すれば線維に置き換わる　　19

2. 変性

代謝障害の1つで，細胞や組織に正常では存在しない物質が異常に沈着したり，沈着部位が異常であったりする場合を指す．沈着する物質は水分，糖質(グリコーゲン)，蛋白質，脂質などがある．

3. 線維化

障害の治癒過程で起こる変化の1つである．組織や細胞が障害された場合，障害された部分が完全に修復されれば元通りに再生するが，修復が不十分で組織欠損が起こった場合には結合組織に置き換わる．この変化を線維化(瘢痕化)と呼ぶ．

一般的に組織修復には再生と線維化が種々の割合で混在する．

病理診断　ここがポイント

《非アルコール性脂肪性肝炎・肝硬変(NASH/LC)の病理学的な観察法》

■ **肉眼所見**
- 色：増生した線維は白色，残存する肝細胞は茶色，沈着した脂肪は黄色.
- 形：肝組織の破壊と再生が繰り返され，偽小葉(＝肝小葉の再構築)を形成.

■ **組織所見**
- 色：ピンク色(線維，細胞質)〜紫色(核)〜染色されない脂肪滴.
- 構造：小葉構造が改築され偽小葉を形成する.
- 細胞：個々の肝細胞内に脂肪が異常沈着する.

解説

1. 正常肝臓

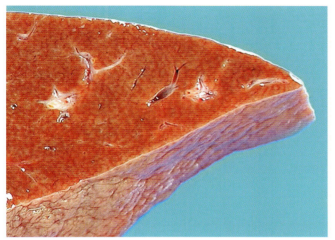

図4 正常肝臓の肉眼像
- 肝末梢組織(肝小葉)の形態と色に着目する．
- 肉眼的に，肝臓の表面は平滑である．
- 本来の肝小葉は1mm以下であり，構築はわずかに肉眼で観察できる程度である．
- 肝臓の色は茶色である．これは赤血球や鉄分を含むためである．

2. NASH/LC

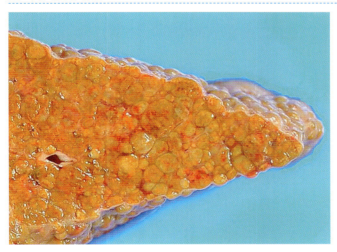

図5 NASH/LCの肉眼像
- 肉眼的に，線維化により表面が凹凸となる．
- 偽小葉が形成されると肝硬変となる．
- 高度の脂肪沈着をきたすと黄色くみえる．

3. 正常肝臓

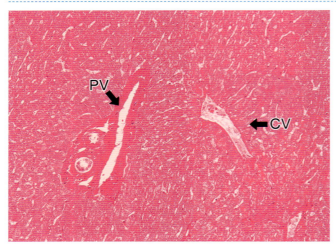

図6　正常肝臓，H-E染色，低倍率像
- 門脈(PV)および肝中心静脈(CV)を(➡)で示す．
- PVを目印にする．PVは肝臓内で最も大きな血管である．
- 肝細胞・門脈領域・肝中心静脈領域の機能的な単位を肝小葉と呼ぶ．
- H-E染色で，肝細胞はピンク色に染まる．

4. NASH/LC

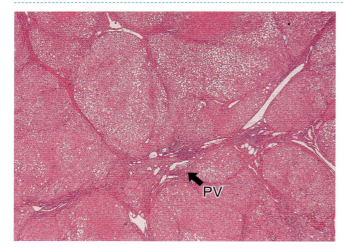

図7　NASH/LC，H-E染色，低倍率像
- 線維化と再生が繰り返し起こると，肝小葉の再構築が起こり偽小葉を形成する．
- 再構築により中心静脈領域は不明瞭となる．
- 肝組織には脂肪沈着を認める．沈着した脂肪は，病理標本作製過程で溶出して消失するため，明るく(抜けて)みえる．

5. NASH/LCの特殊染色

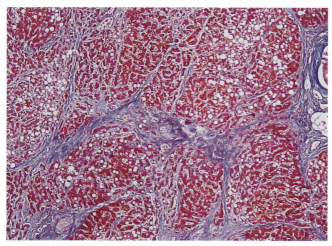

図8　NASH/LC，マッソン・トリクローム染色，中倍率像
- 特殊染色はある特定の物質をより明瞭にする．
- マッソン・トリクローム染色では線維を青色に染める．
- 肝硬変では，偽小葉周囲で線維が青く明瞭になる．

6. 正常肝臓

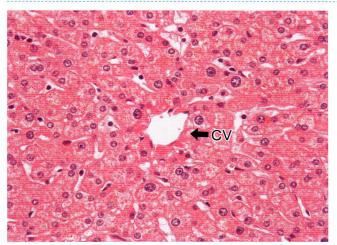

図9 正常肝臓，H-E 染色，高倍率像
- 中心静脈(CV)を(➡)で示す．
- 肝細胞はピンク色に染まる．これは細胞質内に蛋白質が豊富なためである．

7. NASH/LC

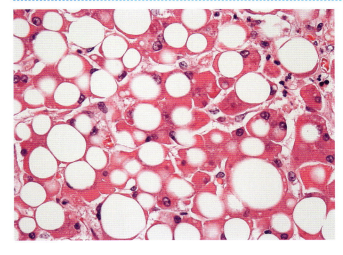

図10 NASH/LC，H-E 染色，高倍率像
- 個々の肝細胞を観察する．
- 肝細胞は染色されない脂肪で明るくみえる．
- 細胞全体に脂肪が沈着し，核を細胞の辺縁に押しやる（＝大型の脂肪滴沈着）．

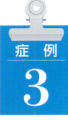

症例 3　代謝障害—萎縮

副腎皮質の萎縮は命にかかわる

50歳代，男性．意識混濁のため救急搬送された．4週間前から易疲労感，全身倦怠感が出現した．2週間前から脱力感，筋力低下を認めた．

現症：血圧70/40 mmHg，脈拍120回/分．皮膚および歯肉に色素沈着あり．四肢麻痺はない．

血液検査所見：Na 110 mEq/L，血清コルチゾール1.2 μg/dL（基準値8〜18 μg/dL），ACTH 30 μg/dL（基準値6〜19 μg/dL）．

入院後，まもなく死亡した．死後，病理解剖が行われた．副腎の肉眼像（図1）および組織像（図2, 3）を提示する．

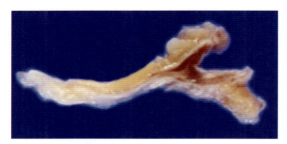

図1　副腎の肉眼像

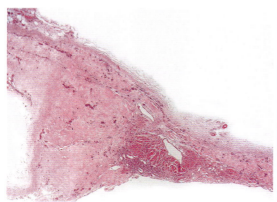

図2　副腎の組織像，H-E染色，低倍率像

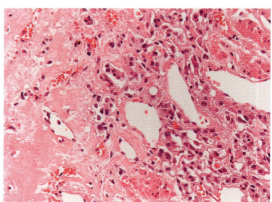

図3　副腎の組織像，H-E染色，中倍率像

診断 原発性副腎皮質機能低下症（Addison病）

1. 原発性副腎皮質機能低下症（Addison病）

　　副腎皮質機能低下症は，副腎の皮質から産生されるステロイドホルモンの産生低下により起こり，原発性と続発性とに大別される．

- 原発性：鉱質コルチコイド（アルドステロン），糖質コルチコイド（コルチゾール），性ホルモン（アンドロゲン）の3種類のホルモン分泌が，単独または複数低下した状態で起こる．
- 続発性：下垂体の副腎皮質刺激ホルモン（ACTH）分泌低下などにより引き続いて起こる．

　　後天性の副腎皮質機能低下症はAddison病と呼ばれる．特にアルドステロンの低下は電解質異常が起こり，意識障害などの重篤な症状をきたし生命にかかわる．

　　原発性の慢性副腎不全は，1855年に英国の内科医であるThomas Addisonにより初めて報告された．当初，副腎不全を起こす病態はすべてAddison病と呼ばれていたが，近年，先天性や遺伝子異常による副腎不全症が少しずつ明らかになってきた．これらの疾患は従来のAddison病から独立した．現在，Addison病は後天性の原因による病態の総称である．

2. 診断基準

　　本邦では，厚生労働省に本症の診断基準が記載されている（https://www.mhlw.go.jp/stf/seisakunitsuite/bunya/0000062437.html）．

1）自覚症状

　　① 色素沈着，② 易疲労，脱力感，③ 体重減少，④ 消化器症状，⑤ 精神症状，⑥ 急性副腎皮質不全症状．

2）他覚症状

　　① 低血圧，② 脱毛，性腺機能低下，③ 低血糖症状．

3）検査所見

　　確定診断：内分泌学的検査成績．

- 血漿コルチゾール低値
- 血漿ACTH高値
- 迅速ACTH負荷試験で血漿コルチゾールの増加反応を認めない

　　その他，末梢血液像，血清生化学，免疫学的検査がある．

3. 萎縮

　　萎縮とは，臓器の細胞数が減少あるいは縮小した状態である．

　　萎縮の原因の1つに変性がある．変性には細胞内に貯留する物質により，空胞変性（水分などの貯留），脂肪変性（脂肪の変化），好酸性変性・硝子変性（異常な蛋白質の貯留や変化）がある．本症例の副腎皮質組織は硝子変性を認める．

3　副腎皮質の萎縮は命にかかわる　25

4. 副腎組織の正常解剖

　　副腎はホルモンを産生する内分泌腺である．皮質と髄質の2層構造をしており，発生学的に両者は異なる．皮質は中胚葉由来で脂質由来のホルモンを，髄質は外胚葉由来で蛋白質由来のホルモンを分泌する．

　　副腎皮質ホルモンは脂質（コレステロール）を元にアルドステロン，コルチゾール，アンドロゲンのステロイドホルモンを合成・分泌する．

　　これらホルモンは機能的に異なるが，分泌細胞は互いに移行する．

　　一方，髄質からはカテコールアミン（アドレナリン，ノルアドレナリン）が分泌される．

病理診断　ここがポイント

《副腎皮質萎縮の病理学的な観察法》
- **肉眼所見**
  - 色：皮質（外側）の黄色がほとんど消失し，髄質（内側）の茶色だけが残る．
  - 形：薄く，小さい．
- **組織所見**
  - 色：皮質は濃いピンク色で占められる．
  - 細胞：皮質細胞は消失し，髄質のみ残る．

解説

1. 正常副腎

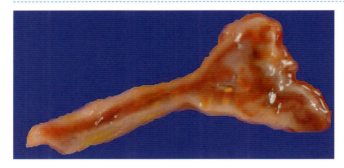

図4　正常副腎の肉眼像
- 副腎は皮質と髄質の色の違いに着目する．
- 皮質は髄質の外側を取り囲み，白～黄色である．一方，髄質は副腎の中心（内側）に位置し，茶色である．
- 色の違いは産生されるホルモンの違いによる．皮質ホルモンは脂質ホルモンであり黄色，髄質ホルモンは蛋白ホルモンであり茶色である．

2. 副腎皮質萎縮

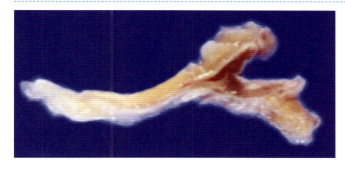

図5　副腎皮質萎縮の肉眼像
- 副腎全体が小さくなり，薄くなる．
- 特に皮質（外側，黄色い部分）が萎縮し，ほとんど認めない．髄質（内側）の茶色の部分のみを認める．

3. 正常副腎

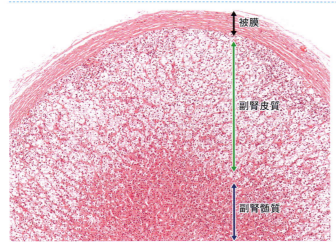

図6　正常副腎の組織像，H-E染色，低倍率像
- 副腎の表面は被膜に包まれる．
- 皮質は明るいピンク色，髄質は暗いピンク色を呈する．
- 皮質は脂質ホルモンを産生するため，エオジンに淡く染まり，明るいピンク色になる．
- 髄質は蛋白ホルモンを産生するため，細胞質がエオジンによく染まり，濃いピンク色になる．

4. 副腎皮質萎縮

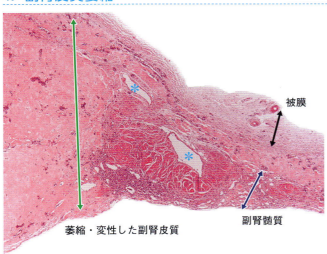

図7　副腎皮質萎縮の組織像，H-E染色，低倍率像
- 血管を（＊）で示す．
- 中心に髄質が観察される．
- 皮質は正常と比較して変性し，本来の明るいピンク色が消失する．

5. 正常副腎

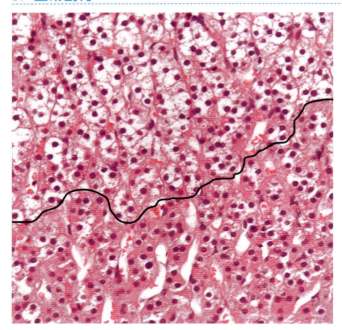

図8　正常副腎の組織像，H-E 染色，高倍率像
- 実線は皮質（実線の上側）と髄質（実線の下側）の境界を示す．
- 皮質は明るいピンク色，髄質は濃いピンク色である．

6. 副腎皮質萎縮

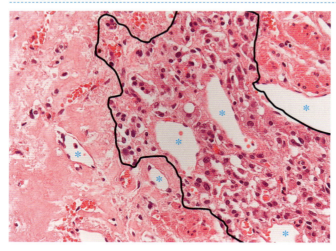

図9　副腎皮質萎縮の組織像，H-E 染色，高倍率像
- 血管を（＊）で示す．
- 実線は皮質と髄質の境界を示す．
- 皮質は細胞核が消失し，変性しピンク色の無構造となる．これを硝子化と呼ぶ．
- 髄質（暗いピンク色）と細胞核（紫色）が観察される．

コラム　検体の処理法・染色法により，同じ細胞でも違ってみえる

「同じ細胞をみていても，処理法・染色法が異なると違ってみえる」

　これは病理組織H-E染色標本で，成人T細胞性白血病・リンパ腫（adult T-cell leukemia/lymphoma：ATLL）のリンパ節組織を観察したときの筆者の印象である（**図1**）．

　筆者が臨床研修を行った沖縄県は，成人T細胞性白血病（ATL）症例の多い地域である．ヒトTリンパ球向性ウイルス1型（HTLV-1）感染によって，ATLLを発症する．疫学的に日本では，2010〜11年で922人のATLLが報告され，うち67.2%は九州・沖縄地域からであった．

　一般的に血液学の教科書では，末梢血液Wright-Giemsa染色（以下，Giemsa染色）による特徴的なATL細胞が掲載され，立体的な脳回状，花弁状の核と表現される（**図2**）．一方，病理組織H-E染色は平面的で，同じ病気の同じ細胞をみているにもかかわらず，Giemsa染色とH-E染色とでは印象が異なる．立体的な脳回状，花弁状の核を観察するのにGiemsa染色は優れているが，H-E染色はその観察が難しいといえる．

　細胞や組織の処理法・染色法が異なると，「同じ細胞でもみえ方は別」と考えたほうがよい．

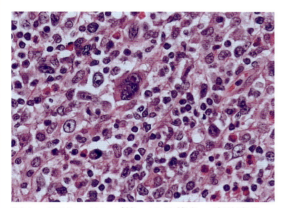
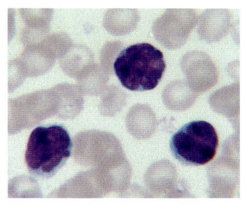

図1　ATLL，リンパ節，H-E染色，高倍率像
- びまん性にリンパ腫細胞が増殖する．
- 細胞は脳回状・花弁状とは断定が難しい．

図2　ATLL，末梢血液Giemsa染色，高倍率像
- 腫瘍性リンパ球を3個認め，核は脳回状，花弁状に分葉する．

症例 4

代謝障害―過形成

大きくなっても規律正しく

50歳，女性．6か月前から多汗，体重減少，頸部の腫大を認めていた．4週間前から手の震え，動悸，下痢が出現した．症状が改善しないため受診した．

現症：血圧 100/60 mmHg，脈拍 120 回/分，甲状腺のびまん性腫大，眼球突出，手の振戦あり．

検査所見：TSH<0.01 μU/mL（基準値 0.2〜4.0 μU/mL），free T$_3$ 6.0 pg/mL（基準値 2.5〜4.5 pg/mL），free T$_4$ 5.0 ng/dL（正常 0.8〜2.2 ng/dL），抗 TSH 受容体抗体（TRAb）陽性．

入院して手術が行われた．以下に甲状腺の肉眼像（図1，2），組織像（図3，4）を提示する．

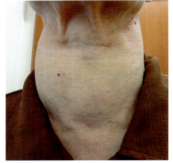

図1　頸部の肉眼像

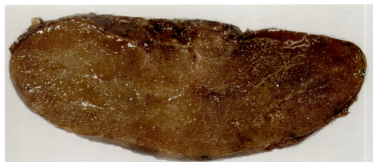

図2　甲状腺の肉眼像

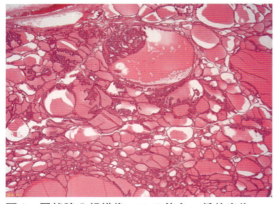

図3　甲状腺の組織像，H-E染色，低倍率像

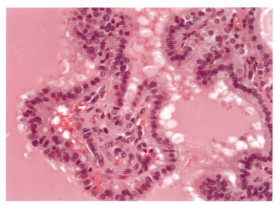

図4　甲状腺の組織像，H-E染色，高倍率像

診断 甲状腺過形成

1. 甲状腺過形成

　　甲状腺過形成とは，甲状腺の細胞数・組織体積が増加した状態をいう．特に甲状腺全体が大きくなった状態を，びまん性過形成甲状腺腫（diffuse goiter）という．甲状腺腫の分類は，ホルモン産生による機能的分類（中毒性と非中毒性）と形態的分類（びまん性と結節性）がある．甲状腺機能亢進症は甲状腺ホルモンの過剰産生の状態である．

　　本症例は臨床的・機能的には中毒性の甲状腺機能亢進症，病理学的には甲状腺の過形成である．

2. 正常甲状腺と甲状腺過形成

　　正常甲状腺と甲状腺過形成の比較を**表1**に示す．

表1　正常甲状腺と甲状腺過形成の比較

	正常	甲状腺過形成
低倍率像	● 甲状腺濾胞の大きさは均一 ● 濾胞内への上皮の突出はほぼない	● 濾胞は大型化する ● ときに濾胞内への上皮の突出する（乳頭状構造）
高倍率像	● 濾胞上皮は扁平状（丈が低い） ● 核は小型 ● 濾胞上皮に接する面に，空胞形成は目立たない	● 上皮は円柱状（丈が高い） ● 核クロマチンは濃染する ● 濾胞上皮面に吸収空胞を認める

3. 過形成

　　過形成とは，正常の細胞数が非腫瘍性に増加することを指す．通常は細胞が増えると組織の大きさも増す．外部からの何らかの刺激により起こる生理的な生体反応である．

　　一方，肥大とは，正常の細胞の容積が非腫瘍性に増加した状態である．細胞数は増加しない．例として心肥大がある．

　　過形成と肥大はしばしば同時に起こる．

4　大きくなっても規律正しく

病理診断　ここがポイント

《甲状腺過形成の病理学的な観察法》
- **肉眼所見**
  - 色：甲状腺濾胞の過形成は，濾胞内ゼラチン状物質（コロイド）の増加を認める．色は赤〜暗赤色になる．濾胞内コロイドが豊富になり，光沢が増す．
  - 形：甲状腺は大きくなる（正常の甲状腺の大きさは約 5 cm，重さは 20 g）．
- **組織所見**
  - 色：ピンク色（甲状腺内の濾胞，コロイドの増大）〜紫色（甲状腺上皮細胞の核）．
  - 構造：びまん性甲状腺濾胞の増大．
  - 細胞：上皮は円柱状，ときに濾胞内へ乳頭状突出，濾胞上皮コロイド面に空胞を形成する．

解説

1. 正常甲状腺

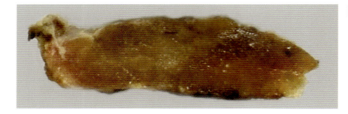

図5　正常甲状腺の肉眼像
- 茶色〜暗茶色．
- 甲状腺濾胞内コロイドはゼリー状．
- 光沢あり．

2. 甲状腺過形成

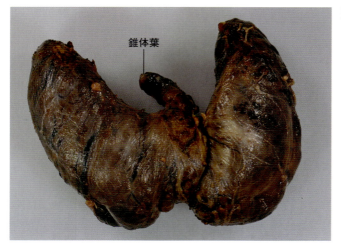

図6　甲状腺過形成の肉眼像
- 甲状腺は全体が大きくなる．
- 甲状腺は大きく左右の2つの部分，左葉と右葉から構成される．
- 両葉を結合する境目を峡部，その上に飛び出た部分を錐体葉と呼ぶ．通常，錐体葉は小さく目立たないが，びまん性甲状腺腫大では大きく上方に突出する．

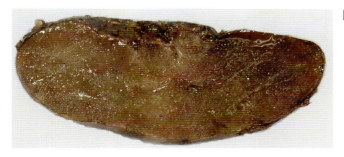

図7　甲状腺過形成の肉眼像
- 大きく張りがある．
- 光沢のある茶色．

3. 正常甲状腺濾胞

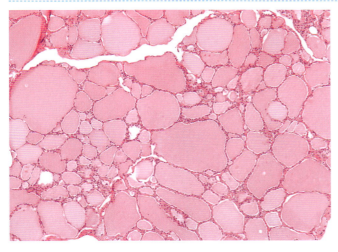

図8　正常甲状腺の組織像，H-E染色，低倍率像
- 正常甲状腺濾胞の大きさは直径200〜400 μm．
- 濾胞内上皮の乳頭状突出を認めない．

4. 甲状腺過形成

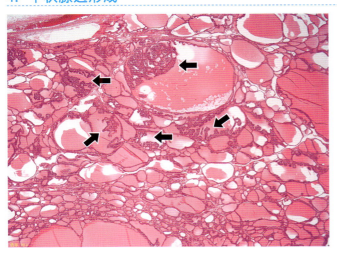

図9　甲状腺過形成の組織像，H-E染色，低倍率像
- 甲状腺濾胞は大きさが不均一となり，大型の濾胞も認める．
- 濾胞内腔面に上皮の乳頭状突出を認める（➡）．

4　大きくなっても規律正しく　33

5. 正常甲状腺濾胞

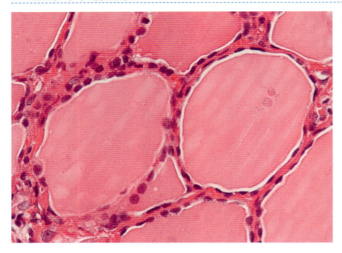

図10　正常甲状腺の組織像，H-E染色，中倍率像
- 正常甲状腺細胞は扁平または立方状である．
- 濾胞の大きさは，ほぼ均一．

6. 甲状腺過形成

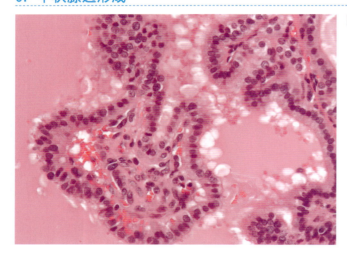

図11　甲状腺過形成の組織像，H-E染色，高倍率像
- 個々の濾胞細胞は大きくなる（立方状〜円柱状）．
- 過形成では濾胞上皮が内面に乳頭状に突出することがある．
- 濾胞内面に空胞を認める．上皮とコロイドが接する面で，コロイドが吸収されてホルモン合成が進行するため，空胞形成が目立つ．空胞形成は標本作製時の人工的変化とされているが，甲状腺機能が亢進しているときに観察される．

壊死だけだ

　患者は60歳代，女性．呼吸苦を主訴に入院した．胸部X線上，間質性肺炎を疑われ副腎皮質ステロイド（プレドニゾロン）を投与された．しかし軽快せず，確定診断のために経気管支肺生検を行ったところ，壊死性病変を認めた（図1）．抗酸菌染色（Ziehl-Neelsen染色）で菌が陽性で，粟粒結核と診断した．最終的に組織培養から結核菌が同定された．

　一般的に細菌感染症の最も標準的かつ信頼性の高い診断法は培養である．培養後，検出した菌の抗菌薬に対する感受性検査を行い，治療方針を決定する．一般細菌では培養から感受性検査までは数日で終了する．一方，結核菌の場合は培養開始から菌検出だけで3～8週を要する．迅速性に劣るため，抗酸菌染色（Ziehl-Neelsen染色）で暫定診断する．

　病理診断で中心壊死性類上皮細胞肉芽腫をみた場合には結核を疑う．これは細胞性免疫による生体反応である．しかし結核以外の感染症（非結核性抗酸菌症，真菌症），および非感染症（サルコイドーシス，膠原病）などでも認める．Ziehl-Neelsen染色で菌体が陽性であれば結核菌の可能性は高いが，非結核性抗酸菌との鑑別はできない．また粟粒結核や初期の結核，AIDSなどの細胞性免疫不全者では，典型的な肉芽腫を伴わない．

　結核の病理診断は難しい．病原体と宿主とのバランスが崩れていると，必ずしもその感染症に典型的な病理像をとらない．感染症の病理診断は，臨床情報，培養や画像検査を加えた慎重な判定が必要である．

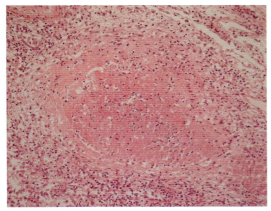

図1　粟粒結核の肺組織，H-E染色，低倍率像
- 中心に壊死を認める．
- 類上皮細胞肉芽腫を認めない．

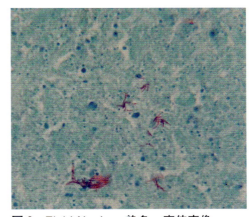

図2　Ziehl-Neelsen染色，高倍率像
- 陽性（赤色）の菌体を認める．

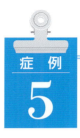

症例 5　代謝障害―化生
化生は細胞の七変化

65歳，男性．敗血症の診断で入院していた．入院後3日目から呼吸困難が出現した．胸部単純CTにて両側肺野すりガラス様陰影を認めた（図1）．

現症：呼吸数30回/分，酸素飽和度88%（酸素マスク10 L/分）．

人工呼吸管理，治療を行ったが死亡し，病理解剖を行った．肺組織の肉眼像（図2），組織像（図3, 4）を示す．

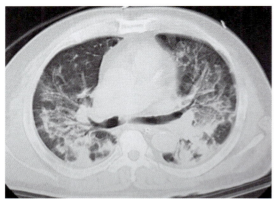

図1　胸部CT

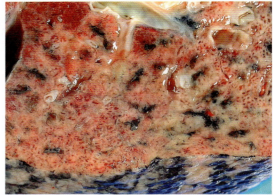

図2　肺組織の肉眼像

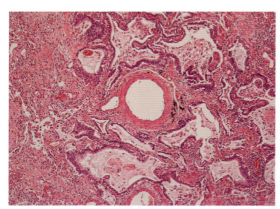

図3　肺組織，H-E染色，低倍率像

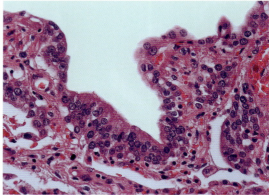

図4　肺組織，H-E染色，高倍率像

診断 急性呼吸促迫症候群

1. 急性呼吸促迫症候群

　　急性呼吸促迫症候群（acute respiratory distress syndrome：ARDS）とは，重症患者に突然起こる呼吸不全症候群である．急性肺傷害（acute lung injury：ALI）ともいう．肺胞・毛細血管でのガス交換障害に基づく病態である．胸部画像検査ですりガラス様（肺間質）陰影が特徴的である（**図5**）．

　　一次性（特発性）の原因には急性間質性肺炎（acute interstitial pneumonia：AIP）があり，二次性の原因には重症敗血症，外傷などがある（**表1**）．

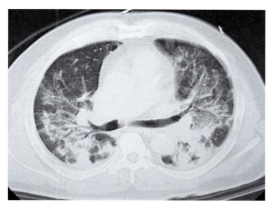

図5　胸部CT（ARDS）
- 両側肺野のすりガラス様陰影（肺間質陰影）を認める．
- 一部に浸潤陰影（肺実質陰影）を伴う．

表1　急性呼吸促迫症候群（ARDS）の原因

肺への直接的な傷害（一次性）	肺への間接的な傷害（二次性）
● 肺炎 ● 胃内容物の吸引（誤嚥） ● 肺挫傷 ● 溺水 ● 有毒ガスなどの吸入	● 敗血症 ● 外傷（多発骨折，頭部外傷，熱傷，など） ● 大量輸血 ● 急性膵炎 ● 心肺バイパス術後

〔Wiener CM, Harrison TR: Harrison's principles of internal medicine: self-assessment and board review. 19th ed. vi, p666, McGraw-Hill Education, 2017 より〕

2. ARDSの病期

　　AIPの病理学的所見は，びまん性肺胞傷害（diffuse alveolar damage：DAD）である．発症から時間の経過・病期により，滲出期，増殖期，線維化期に分けられる（**図6**）．本症例はびまん性肺胞傷害の増殖期～線維化期の像である．

　　胸部CT所見でびまん性肺胞傷害はすりガラス様陰影を示す．肺組織の淡い濃度上昇を指し，病態は肺胞中隔（肺間質）の傷害である．一方で，肺胞腔（肺実質）内に病変が生じると肺浸潤陰影として観察される．肺胞内浮腫，実質性肺炎（肺胞性肺炎）などがある．

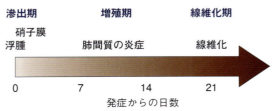

図6　ARDSの病期

3. 化生

　　化生（metaplasia）とは，すでに成熟・分化した細胞が何らかの持続的な刺激・傷害により他の成熟・分化細胞に変化することである．化生は可逆的な変化であり，刺激・傷害が鎮静すれば元の細胞に戻る．

例）・肺気管支上皮から扁平上皮への化生（喫煙者）
　　・胃粘膜上皮から小腸上皮への化生（胃炎）
　　・食道扁平上皮から腺上皮への化生（Barrett食道）

　　本症例では肺胞上皮が気管支上皮に化生している．肺胞傷害に引き続く細胞の変化である．

病理診断　ここがポイント

《びまん性肺胞傷害の病理学的な観察法》
- **肉眼所見**
  - 色：光沢のある粘液質感．白色．
  - 形：肺胞中隔は炎症により線維化・肥厚が起こる．触ると硬い．
- **組織所見**
  - 色：ピンク色（線維化），紫色（炎症細胞）．
  - 構造：肺小葉～中隔の線維化．
  - 細胞：肺胞中隔の線維化，気管支上皮化生．

解説

1. 病歴から

敗血症に合併した急性呼吸不全，画像所見で両側肺野すりガラス様陰影から ARDS が最も挙げられる．

2. 正常肺

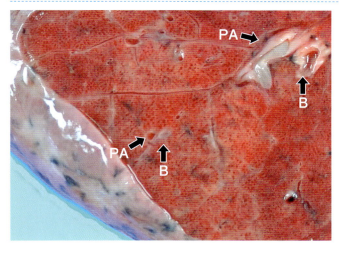

図7 正常肺の肉眼像
- 気管支(B)と肺動脈(PA)を(➡)で示す．
- 呼吸気管支は大きさ約 0.5 mm で肉眼観察可能である．
- 正常肺末梢組織は血流が豊富なため赤茶色である．

3. びまん性肺胞傷害

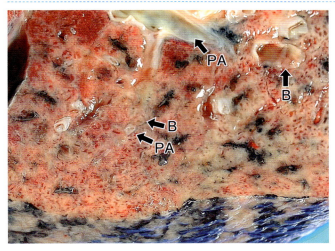

図8 びまん性肺胞傷害の肉眼像
- 気管支(B)と肺動脈(PA)を(➡)で示す．
- 正常と比較して末梢肺組織中隔は線維化が起こり，厚く白くなる．

4. 正常肺

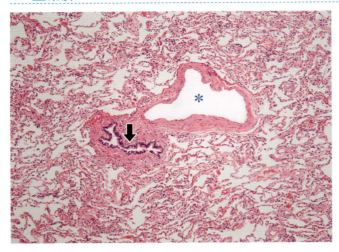

図9 正常肺の組織像，H-E 染色，低倍率像
- 気管支を(➡)，肺動脈を(＊)で示す．
- 周囲を肺胞が取り囲む．
- 肺胞内は空気で満たされ，透明に抜けてみえる．

5. びまん性肺胞傷害

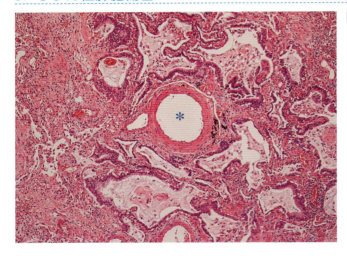

図10 びまん性肺胞傷害の組織像，H-E 染色，低倍率像
- 肺動脈を(＊)で示す．
- 動脈を取り囲む肺胞は，線維化により肥厚する．
- 肺胞上皮には気管支上皮化生を認め，真の気管支との区別がつきにくくなる．

6. 正常肺

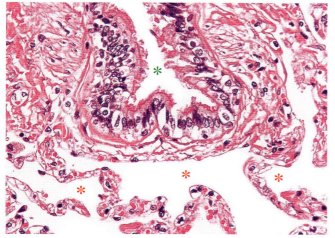

図11　正常肺の組織像，H-E染色，高倍率像

- 気管支腔を(*)，肺胞上皮腔を(*)で示す．
- 気管支上皮は刷毛のような線毛を有する．
- 肺胞上皮は一層の扁平上皮で構成される．
- 肺胞上皮と肺胞腔をまとめて肺実質，肺胞上皮を支える肺胞中隔を肺間質と呼ぶ．

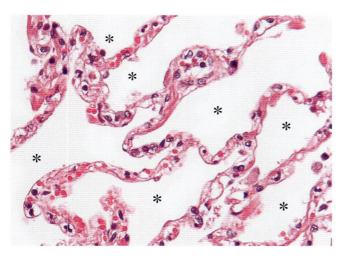

図12　正常肺の組織像，H-E染色，高倍率像

- 肺胞腔を(*)で示す．
- 周囲を肺胞が取り囲む．肺胞内は空気で満たされる．これらを肺実質と呼ぶ．

7. びまん性肺胞傷害

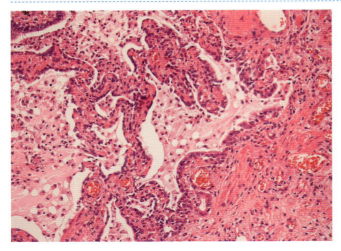

図13　びまん性肺胞傷害の組織像，H-E染色，高倍率像
- 肺胞中隔は線維化により厚くなり，肺胞上皮は気管支上皮化生を伴う．
- 気管支上皮化生により，真の気管支上皮との区別がつきにくくなる．

8. びまん性肺胞傷害，気管支上皮化生

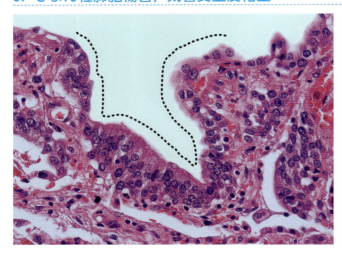

図14　気管支上皮化生の組織像，H-E染色，高倍率像
- 肺胞上皮には気管支上皮化生を認める（点線）．
- 気管支上皮は高円柱状，縦長に重なるように並ぶ．多列線毛上皮に似る．

一目でわかる病気,奇形腫

　肉眼所見と組織所見は病理診断においていずれも重要であるが,肉眼所見だけでも診断できる病気がある.その代表的なものが奇形腫である.

　一般的に正常のヒト受精卵（胚子）は,発生段階ですべての器官の源になる胚葉を形成する.この胚葉は3つに分類され,細胞の最も外側を占める部分を外胚葉,内側を内胚葉,この2つの中間に位置する部分を中胚葉と呼ぶ（**表1**）.

　これら胚葉のうち2あるいは3胚葉性成分を有する腫瘍が奇形腫である.奇形腫は胚細胞（卵子,精子のもとになる細胞）が腫瘍化したもので,卵巣,精巣からの発生が多くを占めるが,頭蓋内,縦隔などにも発生する.特徴的で,一度みたら忘れられない（**図1,2**）.

　医師を志した人であれば,一度は目にしたことがある『ブラック・ジャック』.そのパートナーであるピノコは奇形腫（畸形嚢腫）であった（手塚治虫HP. https://tezukaosamu.net/jp/character/601.html）.

表1　正常のヒト各胚葉

	外胚葉	内胚葉	中胚葉
特徴	胚子の最も外側	胚子の最も内側	外胚葉と内胚葉の中間に位置
代表的な臓器	・神経 ・感覚器（眼,耳,鼻）の上皮 ・表皮,毛,皮膚付属器腺（脂腺など） ・メラニン色素細胞	・消化管および呼吸器上皮 ・甲状腺,副甲状腺 ・消化器：肝臓,膵臓 ・膀胱上皮	・コラーゲン,脂肪組織 ・骨,軟骨 ・循環器：心臓,血管,リンパ管 ・生殖器：卵巣,精巣 ・脾臓,副腎皮質

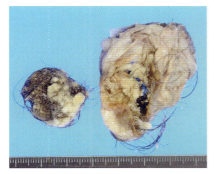

図1　奇形腫,肉眼像
・毛髪,ケラチン角化物（黄色）を認める.

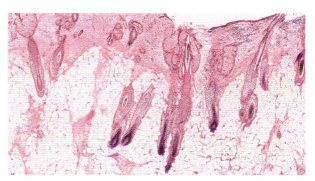

図2　奇形腫,H-E染色,低倍率像
・毛髪・毛根,脂肪組織,脂腺を認める.黒色部分はメラニン色素.

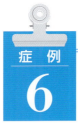

症例 6 循環障害—再生，潰瘍，肉芽組織，充血
潰瘍は肉芽組織により修復される

65歳，女性．上腹部痛，嘔吐および吐血が出現したため受診した．既往に関節リウマチがあり，関節痛のため非ステロイド性消炎鎮痛薬(NSAIDs)を長期間内服している．
検査所見：Hb 5.0 g/dL，Ht 20%．上部消化管内視鏡にて多発する胃潰瘍を認める．
出血のコントロールができず，胃を切除した．胃の肉眼像(図1)，組織像(図2～4)を示す．

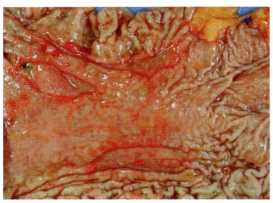

図1 胃組織，肉眼像

図2 胃組織，H-E染色，低倍率像

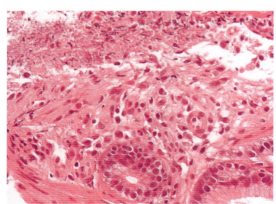

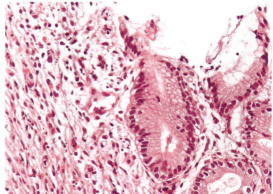

図3 胃組織，H-E染色，高倍率像

図4 胃組織，H-E染色，高倍率像

診断 胃潰瘍（消化性潰瘍）

1. 消化性潰瘍

　　消化性潰瘍は胃や十二指腸粘膜に形成される．胃から分泌される胃酸と粘膜防御機構の不均衡により起こる．その多くの原因は，*Helicobacter pylori* 感染または非ステロイド性消炎鎮痛薬（NSAIDs）である．典型的な発症部位は胃または十二指腸口側部分である．表面粘膜が傷害されびらんとなり，さらに進行すると粘膜筋板を貫通する潰瘍が起こる．

　　典型的な症状は心窩部痛で，多くは食事により症状が軽減する．

　　確定診断は内視鏡検査および生検である．原因検索として *H. pylori* 感染を同定する．

　　治療は胃酸分泌抑制薬，*H. pylori* 除菌（感染が確認された場合）である．予防的にNSAIDs 使用を回避する．

2. 潰瘍が起こった組織の再生

　　傷害された組織の修復・再生には以下の2つがある．
① 組織本来の細胞が再生する＝完全な組織の再生
② 病変周囲に存在する細胞（間質の細胞）が組織を補塡する＝不完全な組織の再生

　　完全な組織の再生では，組織が傷害前と同じ状態に戻る．不完全な組織の再生では，傷害が大きい場合に元の組織が欠損しているため，それを埋める形で結合組織に置き換わる．元の組織以外には間質の細胞（線維芽細胞）と血管の増殖が起こる．この間質の反応を肉芽組織形成と呼ぶ．長期間経過すると線維芽細胞により産生される膠原線維で線維化が起こり，ときに瘢痕として残る．

　　一般的に組織の再生・修復は①，②が種々の割合で混在する．

3. 肉芽組織

　　初期の肉芽組織は，線維芽細胞や新しく形成された血管，膠原線維などの細胞外基質から構成される．治癒過程の肉芽組織は血管が豊富で，このような組織は再生・修復に向かう．しかし，組織に炎症の持続や壊死が起こると血流低下となり，再生不良な肉芽組織となる．

病理診断　ここがポイント

《胃潰瘍の病理学的な観察法》
- **肉眼所見**
  - 色：出血した組織は赤色．壊死組織は茶〜黒色が混在する．
  - 形：粘膜不整〜欠損．
- **組織所見**
  - 色：ピンク色（血管と肉芽組織）〜紫色（壊死組織，炎症細胞）．
  - 構造：正常構造は消失・破壊．
  - 細胞：血管内皮細胞と線維芽細胞が増加する．修復が開始されると再生粘膜上皮により覆われる．

解説

1. 病歴から

心窩部痛，嘔吐および吐血から上部消化管出血と診断する．上部消化管内視鏡で得られた病理組織生検で胃潰瘍と確定診断をする．

2. 正常胃

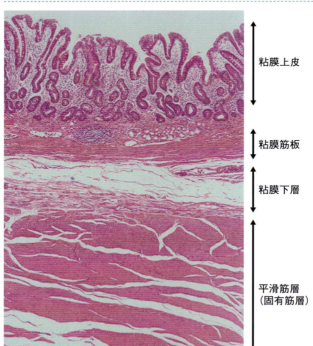

図5　正常胃の組織像，H-E染色，低倍率像
- 消化管組織は粘膜表面から粘膜上皮，粘膜筋板，粘膜下層，平滑筋層（固有筋層）に分かれる．

3. 正常胃

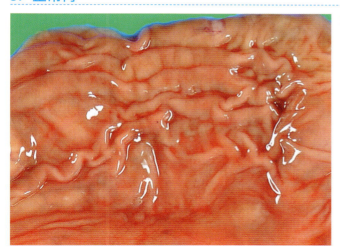

図6 正常胃の肉眼像
- 正常の胃粘膜にはひだを認める．色はピンク色で，滑らかである．

4. 胃潰瘍

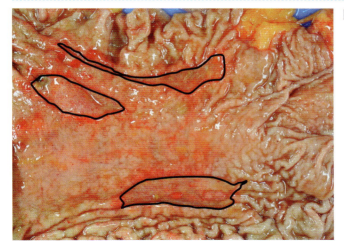

図7 胃潰瘍の肉眼像
- 潰瘍を実線で示す．多発する潰瘍を認める．
- 潰瘍病変の中心は粘膜が欠損している．
- 出血した部分は赤色である．

5. 正常胃

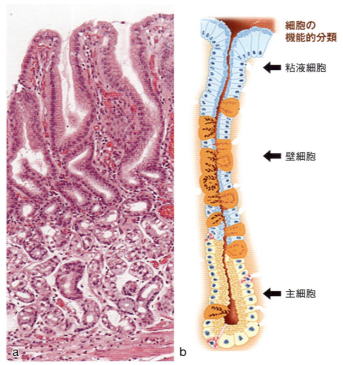

図8 正常胃の組織像，H-E 染色，低倍率像
- 胃粘膜組織では腺が規則正しく並ぶ．
- 粘液細胞はアルカリ性粘液を産生し，粘膜を保護する．
- 壁細胞は塩酸を分泌し，非活性型の蛋白分解酵素（ペプシノーゲン）を活性型（ペプシン）へ変える．
- 主細胞はペプシノーゲンを産生する．

〔bは，Ito S, Winchester RJ: The fine structure of the gastric mucosa in the bat. J Cell Biol 16: 541-577, 1963 を一部改変〕

6. 胃潰瘍

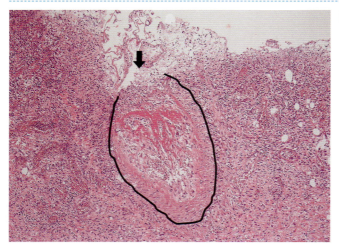

図9 胃潰瘍の組織像，H-E 染色，低倍率像
- 胃潰瘍で破綻した血管を実線内に，出血部位は（➡）に示す．
- 周囲の粘膜は消失している．

7. 正常胃

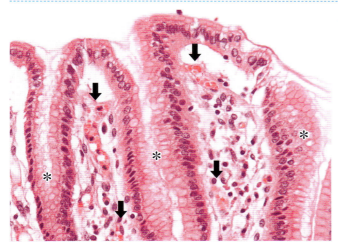

図10　正常胃の組織像，H-E染色，高倍率像
- 胃粘膜上皮を（＊）で示す．
- 上皮下の間質には毛細血管（➡）が分布する．

8. 胃潰瘍

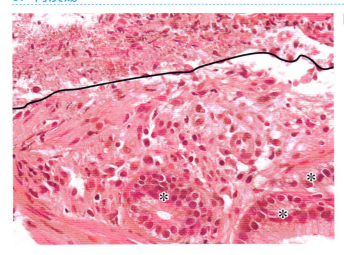

図11　胃潰瘍の組織像，H-E染色，高倍率像
- 胃粘膜上皮を（＊）に，壊死組織を実線より上に示す．
- 壊死組織は崩壊した細胞，炎症細胞，滲出した体液が混在する物質である．

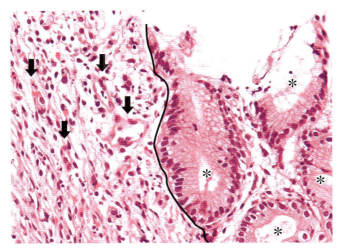

図12　胃潰瘍の組織像，H-E染色，高倍率像
- 肉芽組織を認める（実線の左側）．血管を（➡），上皮を（＊）で示す．
- 肉芽組織は線維芽細胞，血管で構成され，上皮は脱落している．

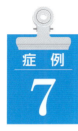

循環障害—うっ血と水腫

症例 7　うっ血は血管の中，水腫は血管の外

> 75歳，女性．1週間前から労作時呼吸苦，息切れを訴えていた．2日前から横になって眠れないため緊急搬送された．既往に心臓弁膜症，心不全がある．冷汗と頻呼吸があり，仰臥位をとれない．
> 現症：呼吸数 30回/分，酸素飽和度 85％．頸静脈圧の上昇，両側の下腿浮腫を認める．
> 胸部 CT 画像（**図1**）：両側胸水貯留を認める．
> 入院後治療に反応せず死亡し，病理解剖が施行された．肺の肉眼像（**図2**），組織像（**図3，4**）を示す．

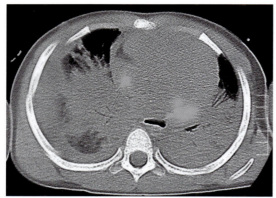

図1　胸部 CT

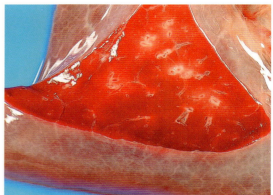

図2　肺組織の肉眼像

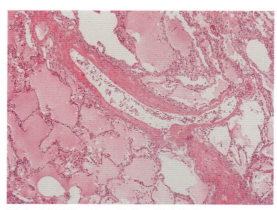

図3　肺組織，H-E染色，低倍率像

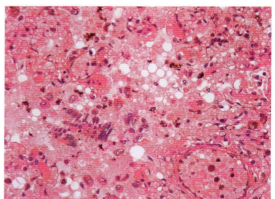

図4　肺組織，H-E染色，高倍率像

診断 肺うっ血と肺水腫

1. 肺うっ血と肺水腫

　肺の末梢肺胞組織では，体外から酸素を取り入れ，体内で生じた二酸化炭素をガス交換する．この肺胞の周りは毛細血管が取り囲み，これらガスの運搬を行っている．静脈～毛細血管内に血液がとどまった状態を肺うっ血，この血管内血液成分のうち体液成分が肺胞内へ滲み出した状態を肺水腫と呼ぶ．肺水腫が起こると，肺で酸素の取り込みが障害される．肺うっ血および肺水腫の主な原因は心不全である．多くの症例で肺うっ血と肺水腫は同時に起こる．

2. うっ血

　うっ血とは，臓器組織内の主に静脈や毛細血管内の血流が低下した結果，血管の中に血液が充満し貯留した状態である．四肢などでは色調の変化（暗赤色），冷感，腫脹を認める．

3. 浮腫と水腫

　静脈および毛細血管がうっ血した結果，血管内から周囲組織の血管外への体液が漏れ出た状態を浮腫と呼ぶ．通常，うっ血後に浮腫は起こり，浮腫と水腫は連続する病態である．浮腫・水腫が起こった臓器の断面は液体成分が過剰となり，血液滞留により暗赤色となる．

　浮腫は，局所性と全身性に分類される（**表1**）．

表1　局所性浮腫と全身性浮腫の違い

	局所性浮腫	全身性浮腫
定義	● 局所の異常による体液の貯留	● 全身に及ぶ体液コントロール異常による貯留
症状	● 多くは炎症による腫脹，還流障害により起こる ・局所血管の透過性亢進と拡張：炎症，熱傷， ・局所リンパ管の閉塞：術後リンパ浮腫，悪性腫瘍 ・体腔の液貯留：胸水，腹水，心嚢液	● 体液の滞留（静水圧上昇），電解質や浸透圧の変化により起こる ・心臓の異常：心不全 ・腎臓の異常：腎機能低下 ・肝臓の異常：肝硬変 ・栄養不良

7　うっ血は血管の中，水腫は血管の外 **51**

病理診断　ここがポイント

《肺うっ血および肺水腫の病理学的な観察法》
- **肉眼所見**
  - 色：光沢があり（体液成分），暗赤色（赤血球成分）．
  - 形：肺は体液貯留で，空気が少なくなり固くなる．
- **組織所見**
  - 色：ピンク色（うっ血した血管内の赤血球，肺胞内の水腫）．
  - 構造：肺小葉・肺胞内は水腫となる．
  - 細胞：肺胞腔内にヘモジデリンを貪食した組織球を認める．ヘモジデリンは長期間のうっ血により破壊されたヘモグロビンである．

解説

1. 病歴から

　　　　本症例は，心臓弁膜症，心不全を既往に有する．入院時の呼吸器症状，低酸素血症があり，身体所見では頸静脈の怒張，両側の下腿浮腫，肝腫大を認める．胸部単純CTで両側胸水および肺うっ血を認める．

2. 肺水腫

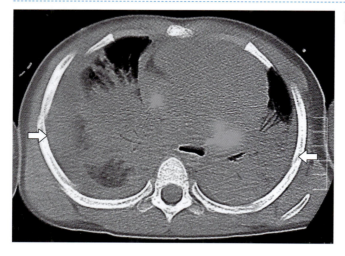

図5　胸部単純CT
- 両側胸水を（⇨）で示す．肺実質には水腫を認める．

3. 正常肺

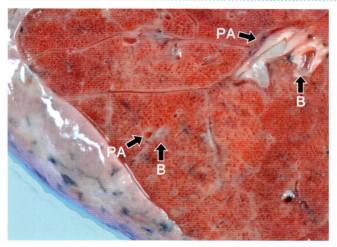

図6　正常肺の肉眼像
- 気管支(B)と肺動脈(PA)を(➡)で示す．
- 正常肺末梢組織には，空気を含む．

4. 肺うっ血・肺水腫

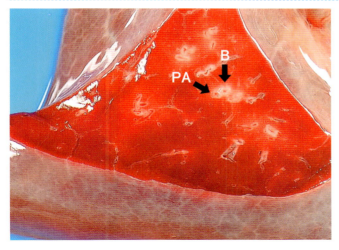

図7　肺うっ血・肺水腫の肉眼像
- 気管支(B)，肺動脈(PA)を(➡)で示す．
- 肺は空気の含有量が減少し，水浸しの状態になる．

7　うっ血は血管の中，水腫は血管の外

5. 正常肺

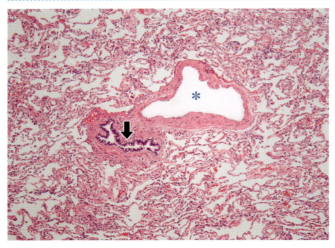

図8 正常肺の組織像，H-E染色，低倍率像
- 気管支を(➡)，肺動脈を(＊)で示す．周囲は肺胞上皮と空気で取り囲まれる．肺胞上皮と肺胞腔を肺実質と呼ぶ．

6. 肺うっ血

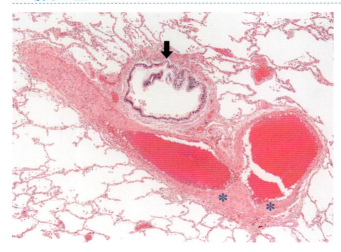

図9 肺うっ血の組織像，H-E染色，低倍率像
- 気管支を(➡)，肺動脈を(＊)で示す．
- 動脈はうっ血により拡張し，血液が充満する．

7. 肺水腫

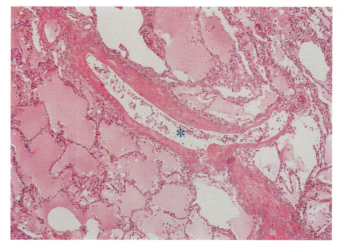

図10 肺水腫の組織像，H-E染色，低倍率像
- 動脈を(＊)で示す．動脈周囲の肺胞内には体液が充満する．

8. 正常肺

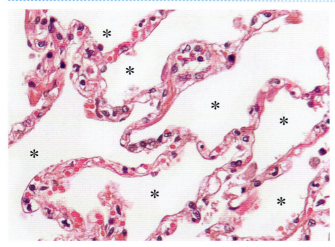

図 11 正常肺の組織像，H-E 染色，高倍率像
- 肺胞腔を（＊）で示す．肺胞腔内は空気で満たされ，透明に抜けてみえる．

9. 肺うっ血・肺水腫

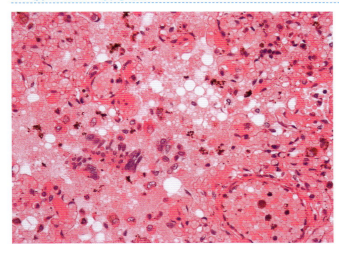

図 12 肺うっ血・肺水腫の組織像，H-E 染色，高倍率像
- 肺胞内には血管から漏出した体液と赤血球が充満する．体液と赤血球漏出の状態である．

循環障害―虚血，梗塞

症例 8　梗塞は血流の遮断により起こる

　70歳，男性．自宅で突然転倒したため病院に搬送された．既往に未治療の心房細動がある．右半身の麻痺および知覚低下，発語障害を認めた．
　身体所見：血圧 170/90 mmHg，脈拍 120 回/分，不整．心電図で心房細動を認める．
　脳血管障害の診断で入院したが，入院後3日目に死亡した．その後病理解剖が行われた．脳の肉眼像（図1，2）と組織像（図3，4）を示す．

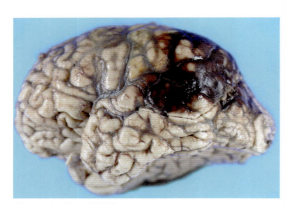

図1　大脳の肉眼像
- 大脳を左半球からみる．

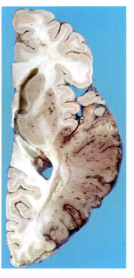

図2　左大脳半球割面の肉眼像

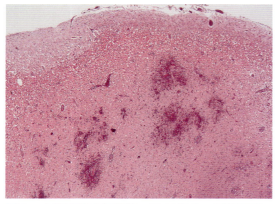

図3　大脳皮質の組織像，H-E 染色，低倍率像

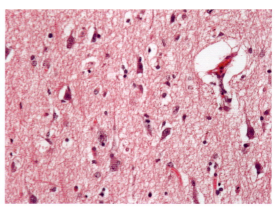

図4　大脳皮質の組織像，H-E 染色，高倍率像

診断 脳梗塞

1. 脳梗塞

　　脳梗塞は脳の血管が狭窄あるいは閉塞することにより起こる脳の循環障害である．梗塞により神経細胞が壊死する．

　　原因は血管の閉塞機転であり，血栓・塞栓，動脈硬化などがある．

　　梗塞に陥った中枢神経の部位よって運動障害(主に大脳皮質運動野)や知覚障害(主に大脳皮質知覚野)，体幹失調(主に小脳を含む領域)など，さまざまな症状・障害が起こる．

2. 脳における梗塞

　　梗塞とは，その当該領域における血流低下による組織あるいは細胞の死である．その原因は動脈の閉塞や破裂，圧迫，攣縮などである．血流低下が持続すると，細胞は酸素・栄養の供給低下が起こり傷害を受ける．細胞は膨れ上がり(水腫性変性)，核崩壊(核の凝集)が始まる．短時間であれば可逆的な変化で細胞は元に戻ることがあるが，血流低下が長時間に及ぶと細胞は不可逆的な変化に進行し，壊死する．

　　肉眼的に壊死は，主に以下の2つに分類される．

- 貧血性梗塞：梗塞が開始した初期には，組織への血流がとどまり白色調となる．これを貧血性梗塞と呼ぶ．
- 出血性梗塞：貧血性梗塞に続発して，障害部位の血管が破壊されると出血が起こる．その変化を出血性梗塞と呼ぶ．塞栓による広範な梗塞では急激な血流低下と壊死が起こるため，出血をきたすことが多い．

　　肉眼的に正常大脳組織は灰白質と白質とに分かれる．灰白質は細胞が多く存在するため灰白色にみえる．一方，白質は灰白質より細胞が少なく，神経線維とそれを取り囲む神経線維鞘が多い．神経鞘には脂質が含まれるため，白くみえる．本例には出血性梗塞を認める．

8　梗塞は血流の遮断により起こる　**57**

病理診断　ここがポイント

《脳梗塞の病理学的な観察法》
- **肉眼所見**
  - 色：白色，赤色と茶色が交ざる（壊死と出血）．
  - 形：もろく容易に崩れる．
- **組織所見（H-E染色）**
  - 色：壊死物質や出血によりピンク色．
  - 構造：脳の構造は不明瞭となる．
  - 細胞：傷害を受けた中枢神経細胞は，構造不明瞭となるか消失する．

解説

1. 病歴から

本症例は心房細動により心臓内で停滞した血液から血栓が形成され，その血栓が心臓から移動した結果起こった塞栓症である．閉塞した部位は左中大脳動脈である．

2. 正常大脳皮質

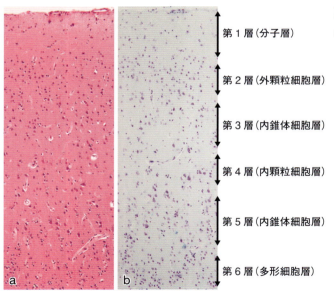

図5　正常大脳皮質の組織像

a：H-E染色，b：髄鞘染色．
- 組織学的に大脳は6層で構成される．
- 髄鞘染色は神経線維を青く染める．
- 第1層から順に分子層，外顆粒細胞層，内錐体細胞層，内顆粒細胞層，内錐体細胞層，多形細胞層と呼ばれる．
- 第1層と第2層の境界は比較的明瞭であるが，その他の層の境界は不明瞭であり，推測される程度にすぎない．

3. 正常脳

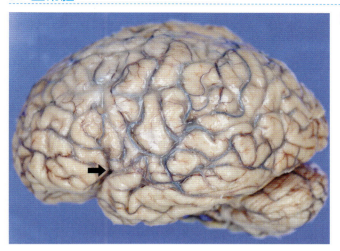

図6　正常脳の肉眼像

- 大脳左半球からみる．肉眼的に大脳皮質は「脳回」と呼ばれる皮質の高まりの部分と，「脳溝」と呼ばれる皮質の落ち込みの部分で構成される．動脈は脳溝に沿って分布する．
- 脳の動脈支配は主に3つ（前・中・後大脳動脈）に分けられる．中大脳動脈の起始部を（➡）で示す．

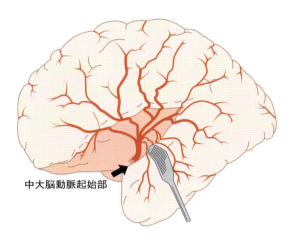

図7　脳の血管支配

- 中大脳動脈の起始部を（➡）で示す．

4. 脳梗塞

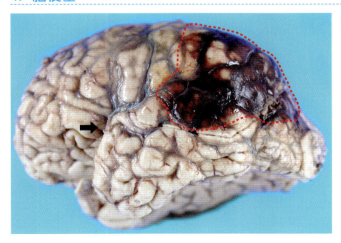

図8　脳梗塞の肉眼像

- 大脳左半球からみる．梗塞の領域を赤点線で示す．
- 血管が閉塞すると，その支配領域に梗塞が起こる．壊死に陥った領域の血管は，ときに破綻し出血する．

5. 正常脳と脳梗塞

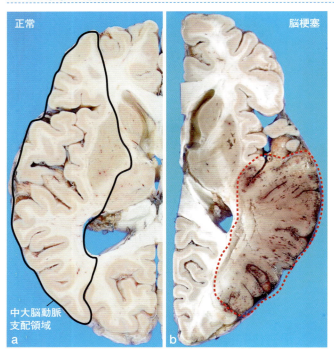

図9　正常脳と脳梗塞の肉眼水平断面
- 正常大脳（a，実線は中大脳動脈支配領域），脳梗塞（b，赤点線）．
- 本症例は中大脳動脈支配領域の梗塞で，梗塞部分で出血を伴い茶色にみえる．

6. 脳梗塞

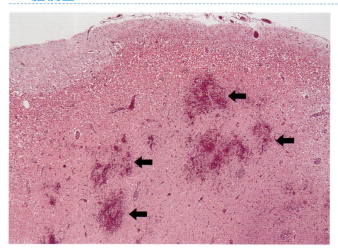

図10　脳梗塞の組織像，H-E染色，低倍率像
- 全体的に皮質構造は不明瞭となっている．梗塞に伴い皮質深部に出血が点在する（➡）．

7. 正常大脳皮質

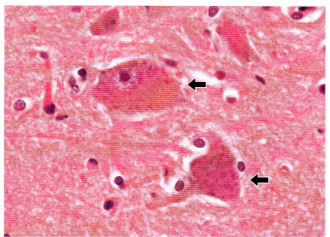

図11　正常大脳皮質の組織像，H-E染色，高倍率像

- 大型神経錐体細胞を(➡)で示す．この細胞は運動野第5層(内錐体細胞層)に分布し，Betzの巨細胞と呼ばれ，明瞭な核小体と神経突起をもつ．

8. 梗塞周囲の大脳皮質

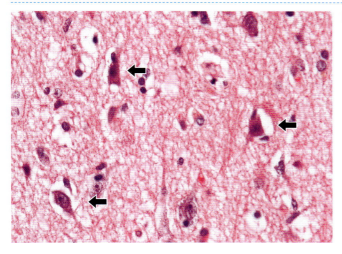

図12　脳梗塞の組織像，H-E染色，高倍率像

- 虚血により変性した神経細胞を示す(➡)．細胞周囲には空隙を形成し，核の凝集を認め，細胞の構造は不明瞭となっている．

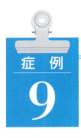

循環障害—血栓，塞栓

症例 9 血栓塞栓は遠いところから飛んでくる

70歳，女性．卵巣粘液癌の治療のために入院し，長期臥床していた．排便のために起床し，歩行した際に突然の胸痛，呼吸苦，意識障害が出現した．
現症：血圧 60/40 mmHg，呼吸数 30 回/分，脈拍触知困難，頸部静脈の怒張を認める．
心電図：右軸偏位，右室肥大，右房負荷を認める．
治療効果なく死亡し，その後病理解剖が施行された．肺の肉眼像（図1），組織像（図2～4）を示す．

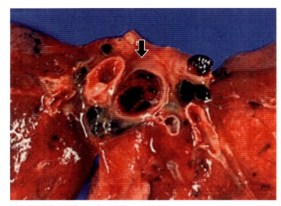

図1 肺組織，肉眼像
- 中央(➡)に肺動脈を認める．

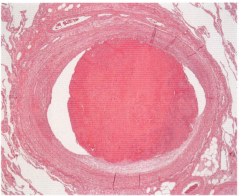

図2 肺動脈内の組織像，H-E 染色，低倍率像

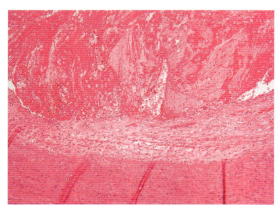

図3 肺動脈内の組織像，H-E 染色，低倍率像

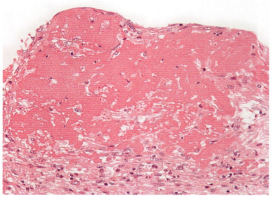

図4 肺動脈内の組織像，H-E 染色，高倍率像

診断 肺動脈血栓塞栓症

1. 肺動脈血栓塞栓症

肺動脈血栓塞栓症は，静脈内で形成された血栓が離れた肺に到達し，肺動脈を閉塞した状態である．突然の胸痛や呼吸不全を起こす．肺塞栓の原因となる血栓が形成される場所は，下肢や骨盤組織内の静脈が多い．

2. 血栓と塞栓

血液は血管の中を流れる体液であり，血液細胞成分(赤血球・白血球・血小板)と非細胞成分(血漿蛋白，フィブリンや電解質，水分など)から構成される．血管内に血液が存在する場合，通常固まらずによどみなく流れている．

血管の中でなんらかの障害が起こった結果，血液細胞成分と非細胞成分が強固に結合した状態を血栓と呼ぶ．血栓の原因は，① 血管壁の異常，② 血液の滞留，③ 血液凝固能の亢進などがある．血栓ができた場所から離れた部位に到達して，その血管を閉塞させた状態を(血栓による)塞栓と呼ぶ(**表1**)．

発生機序の違いにより血栓は大きく動脈血栓と静脈血栓に分類される．

動脈血栓の多くは血管内皮の傷害により形成される．傷害された血管内皮表面に血小板やフィブリンが付着し，赤血球の少ない白色血栓が形成される．一方，静脈血栓の多くは緩やかな血流，血液滞留により起こる．静脈血栓は赤血球が豊富に含まれるため赤色血栓が形成される．

長い時間をかけて層状に血栓が形成されると，白色血栓と赤色血栓が混在する．

表1 血栓症と塞栓症の違い

	血栓症	塞栓症
定義	● 動脈，静脈，心臓内で起こる病的な血栓が，病変局所の血管を閉塞させる	● 遠隔部位に病的物質(栓物質)が移動し，移動した先で血管を閉塞させる ・血栓(血栓による塞栓症) ・非血栓：空気，羊水，脂肪，骨髄，病原体(細菌・真菌)
栓を構成する物質 (栓物質)	● 細胞：血球細胞 ● 非細胞成分：主にフィブリノーゲン	● 細胞 血栓以外：脂肪細胞，羊膜細胞，骨髄細胞 ● 非細胞成分 血栓以外：空気，病原体
好発部位	● 動脈：脳動脈，心臓冠動脈 ● 静脈：下肢や骨盤(塞栓症の原因となる)，脳静脈 ● 心臓：心内膜，心臓弁(塞栓症の原因となる)	● 肺動脈：静脈を経由して閉塞 ● その他の動脈：左心系を経由して閉塞(脳，腎臓，腸間膜) ● 奇異性：右心系に形成された栓物質が卵円孔→左心系を経由する

病理診断 ここがポイント

《肺動脈血栓塞栓症の病理学的な観察法》
- **肉眼所見**
  肺動脈を確認し，その中に存在する血栓塞栓を観察する．
  - 色：血栓は暗赤色．
  - 形：大きな血栓塞栓は血管内腔全体を埋めるように存在する．
- **組織所見**
  - 色：ピンク色（赤血球，血小板，フィブリン）．
  - 細胞：赤血球が多い．凝固により個々の血小板の観察は困難である．

解説

1. 病歴から

本症例は卵巣粘液癌による過凝固状態，長期臥床が血栓塞栓症の発症因子と考えられる．突然の胸痛，呼吸苦，意識障害，低酸素血症を認める．心電図では右心系の負荷を示す．肺動脈血栓塞栓症と診断される．

2. 正常の末梢血液

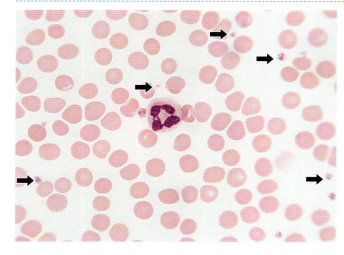

図5 正常末梢血液塗抹像，Wright-Giemsa染色，高倍率像

- Giemsa染色による血液塗抹では細胞は個々に離れて存在する．図中央に多核白血球，（➡）に血小板を示す．
- 多数の赤血球を認める．

3. 正常の肺動脈

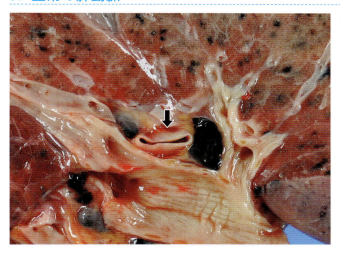

図6　正常肺動脈の組織像，肉眼像
- 正常の肺動脈を(➡)で示す．
- 血管は容易に虚脱し，内腔の閉塞や血栓はない．

4. 肺動脈の血栓塞栓

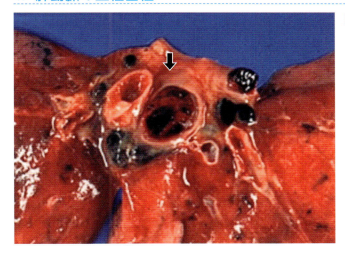

図7　肺動脈血栓塞栓の肉眼像
- 肺動脈内の血栓塞栓を(➡)で示す．
- 血管内腔を埋めるように血栓塞栓が存在する．

5. 正常動脈と血液

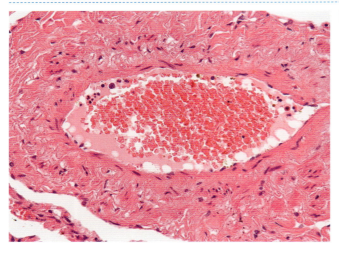

図8 正常動脈の組織像，H-E染色，低倍率像
- 動脈の内部に血液が存在する．
- 血液は血管壁に付着・凝固せず，離れて存在する．

6. 血栓塞栓

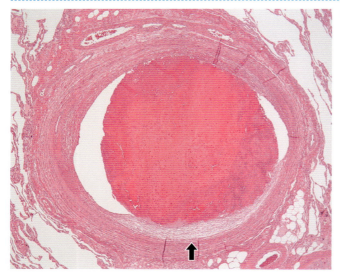

図9 血栓塞栓の組織像，H-E染色，低倍率像
- 動脈壁に血栓が付着する部分を(➡)で示す．
- 血管内腔を埋めるように血栓が存在する．

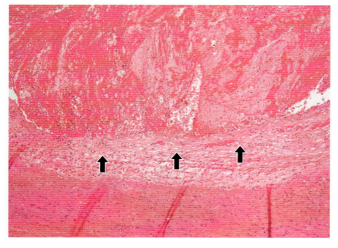

図10 血栓塞栓の組織像，H-E染色，中倍率像
- 動脈壁に血栓が付着する部分を(➡)で示す．
- 濃淡のあるピンク色の構造物が血栓である．

7. 正常動脈

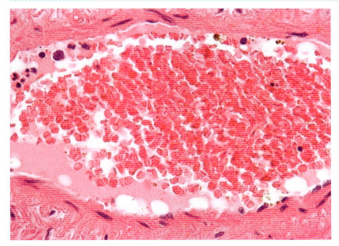

図11 正常動脈の組織像，H-E染色，高倍率像
- 血管内の各細胞は，個々に離れて存在する．
- この血液は血管内に存在しても簡単にはずれる（血小板はH-E染色では観察しにくい）．

8. 血栓塞栓

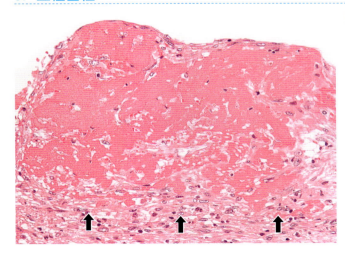

図12 血栓塞栓の組織像，H-E染色，高倍率像
- 血栓塞栓が血管壁に付着する部分を（➡）で示す．
- 斑状の濃淡のあるピンク色の部分が血栓である．
- 血栓は赤血球と血小板，フィブリンが混在する．
- 個々の細胞は観察困難なことが多い．

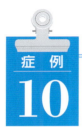

炎症—ショック
症例 10 ショックをきたすと組織はピンク色になる

65歳，女性．1週間前から右季肋部痛，発熱，悪寒・戦慄を認めた．入院し採取した血液培養から大腸菌が検出され，急性胆嚢炎，敗血症と診断された．

現症：血圧 70/30 mmHg，脈拍 120 回/分，呼吸数 30 回/分，体温 39.5℃，酸素飽和度 84%．

検査所見：（血算）白血球 2万/μL（好中球 90%，左方移動あり），血小板 3.0×10^3/μL，（生化学）Cr 3.5 mg/dL，ALT 500 IU/L，AST 200 IU/L，（凝固）D-ダイマー 15 μg/mL，（胸部単純 X 線写真）両側肺にびまん性すりガラス状陰影を認める．

治療効果なく死亡し，病理解剖を施行した．肺の組織像（図1），腎尿細管（図2），腎糸球体（図3），肝臓の肉眼像（図4），組織像（図5）を示す．

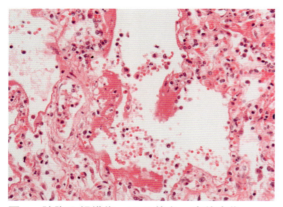

図1　肺胞の組織像，H-E 染色，中倍率像

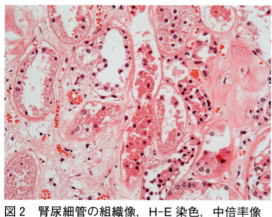

図2　腎尿細管の組織像，H-E 染色，中倍率像　　図3　腎糸球体の組織像，H-E 染色，中倍率像

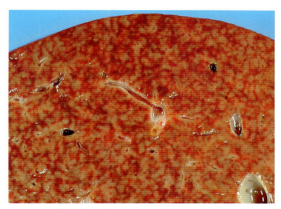
図4 肝臓の肉眼像

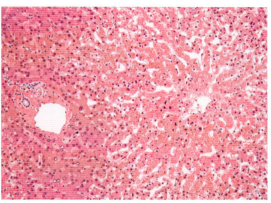
図5 肝臓の組織像，H-E染色，低倍率像

診断 敗血症に伴うショック

1. 敗血症および敗血症性ショック

1）臨床的な敗血症

臨床的に敗血症（sepsis）は，感染症に対して宿主生体反応のコントロール不全により臓器機能不全に陥った状態である．従来の重症敗血症（severe sepsis）に相当する．

敗血症性ショック（septic shock）の定義を以下に示す．

- 敗血症性ショックは敗血症の一部に含まれる．
- 敗血症性ショックは，敗血症により循環不全と細胞機能障害や代謝異常になった状態を指す．
- 具体的には，適切な輸液負荷にもかかわらず平均血圧＞65 mmHg を維持できず，血圧維持に昇圧薬が必要かつ血中乳酸値＞2 mmol/L を呈する状態である．
- 病態は微生物の産生する物質（エンドトキシンなど）により細胞膜，凝固系，補体系と反応して微小循環動態を変化させ，臓器不全や凝固能異常をきたす．

2）病理学的な敗血症

病理学的に種々のショックは，ほぼ同じような組織所見をとる．そのため病理組織所見のみではその原因の断定は難しい．臨床的に感染症が原因で，かつ非可逆的な循環障害を伴う組織像をとるものを敗血症性ショックと診断している．特に Gram 陰性桿菌で後述する病理像をとることがある（図6）．

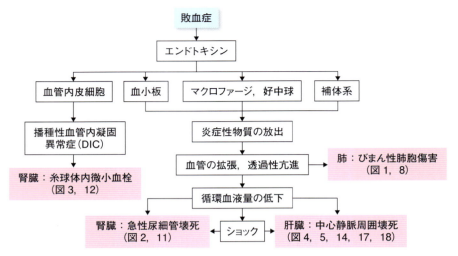

図6 Gram陰性桿菌による敗血症性ショックの病態生理

2. ショック

　　ショックとは臨床的な症候群であり，「急性の全身性循環障害で，重要臓器や細胞の機能を維持するのに十分な血液循環が得られない結果，発生する全身の異常な状態」と定義される．ショックは種々の臓器，組織および細胞レベルでの非可逆的な障害であり，壊死や代謝障害が起こる．ショックによる形態学的な変化は，急激に進行した虚血性障害である．各臓器の病変の分布は広範にわたる．

　　ショックの原因は前述の敗血症性（septic）に加えて，低血液流量性（hypovolemic），心原性（cardiogenic），神経原性（neurogenic），アナフィラキシー（anaphylactic）などがある．

　　ショックによる臓器障害の臨床診断と病理診断の対比を**表1**に示す．

表1　ショックによる臓器障害の臨床診断と病理診断の対比

	臨床的な診断名，症候	病理学的な診断名
肺	急性呼吸促迫症候群（ARDS）	びまん性肺胞傷害
腎臓	急性腎不全/急性腎障害	急性尿細管壊死
肝臓	急性肝不全（肝臓の虚血）	肝小葉中心静脈周囲壊死
副腎	副腎不全（Waterhouse-Friderichsen症候群）	副腎出血
中枢神経系	低酸素脳症，脳虚血	脳全体の虚血，壊死
血管	播種性血管内凝固異常症（DIC）	微小血栓：毛細血管（腎糸球体など）

病理診断　ここがポイント

《ショックの病理学的な観察法》

■ **肉眼所見**

　　ショックをきたした各臓器に特異的な所見はない．基本的にはショックが起こったあとの循環障害・虚血と，それに起因する壊死および細胞傷害を観察する．

　　● 全身の循環障害：肝臓中心静脈周囲壊死，急性尿細管壊死など．
　　● 急性呼吸不全：肺胞内硝子膜形成．
　　● 播種性血管内凝固異常症（DIC）：腎臓糸球体内の微小血栓など．

■ **組織所見**

　　● 色：ピンク色（フィブリン，出血，壊死，血栓）．
　　● 細胞：壊死に陥った個々の細胞の観察は困難となる．

解説

1. 病歴から

　　　　敗血症性ショックを合併した急性胆嚢炎であり，ショックに伴うさまざまな臓器障害が起こる．すなわち急性呼吸促迫症候群（ARDS），急性腎不全/急性腎障害（acute renal failure/acute renal injury：ARF/ARI），急性肝不全（acute hepatic failure）などである．

　　　　典型的には以下のような組織像を認めることがある．

● 肺：びまん性肺胞傷害（DAD）を認める．DAD の特徴は肺胞上皮を覆うように好酸性無構造物である硝子膜形成である．硝子膜は傷害を受けた肺胞上皮に付着した血漿蛋白，フィブリノーゲン，壊死物質に由来する．

● 腎臓：急性尿細管壊死（acute tubular necrosis：ATN）と糸球体内微小血栓を認める．ATN は低血圧，虚血以外の原因でも起こる．ATN の特徴は尿細管上皮の壊死，脱落と間質の浮腫である．糸球体内微小血栓は，播種性血管内凝固異常症（DIC）の結果で起こる．

● 肝臓：肝中心静脈周囲壊死を認める．その病態は，心臓への輸出血流路（肝静脈領域）の虚血・壊死である．消化管からの輸入血流路（門脈領域）は比較的構造が保たれるが，病態の進行により両領域ともに虚血・壊死に陥る．

2. 敗血性ショックによる各臓器の病理組織像

■肺：びまん性肺胞傷害

- 正常肺組織

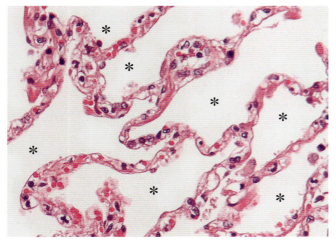

図7　正常肺の組織像，H-E染色，中倍率像
- 空気で満たされた肺胞腔を（*）で示す．

- びまん性肺胞傷害

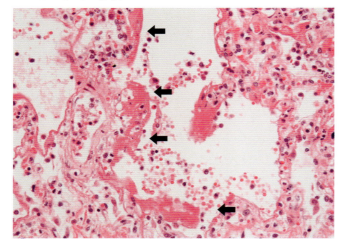

図8　びまん性肺胞傷害の組織像，H-E染色，中倍率像
- 肺胞上皮に付着する硝子膜の形成を（➡）で示す．

■ 腎臓：急性尿細管壊死と糸球体内微小血栓
• 正常腎臓

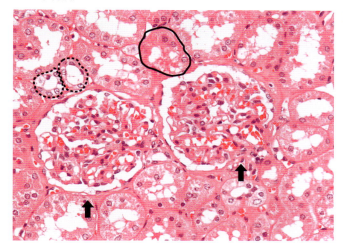

図9　正常腎臓の組織像，H-E染色，低倍率像
• 腎糸球体を（→），近位尿細管を（実線），遠位尿細管を（点線）で示す．
• 糸球体は周囲を尿細管により取り囲まれる．

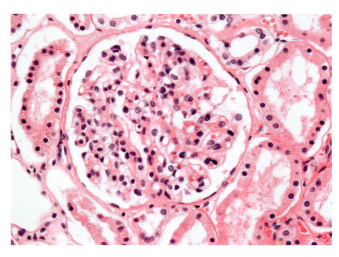

図10　正常腎臓の組織像，H-E染色，中倍率像
• 糸球体と尿細管．

- 急性尿細管壊死

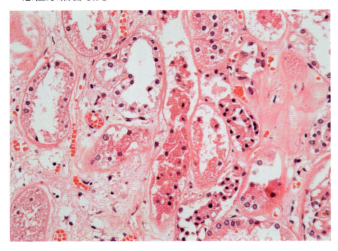

図11　急性尿細管壊死の組織像，
　　　H-E染色，高倍率像
- 尿細管上皮は壊死に陥り，剥離している．
- 各尿細管は浮腫と破壊により構造が不明瞭となっている．

- 糸球体内微小血栓

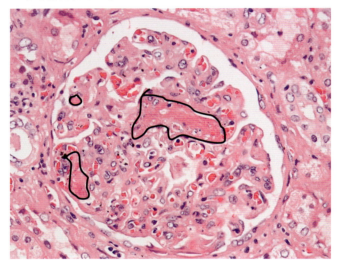

図12　糸球体内微小血栓の組織像，
　　　H-E染色，中倍率像
- 微小血栓を（実線）で示す．
- 血栓は糸球体の毛細血管内に観察される．

■肝臓：中心静脈周囲壊死

- 正常肝臓組織

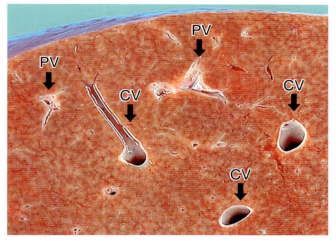

図13　正常肝臓の肉眼像
- 門脈(PV)，中心静脈(CV)を示す．
- 門脈域には，門脈以外に胆管および肝動脈を含む．
- 門脈と比較して胆管と肝動脈は小さい．

- 肝臓のうっ血と中心静脈周囲壊死

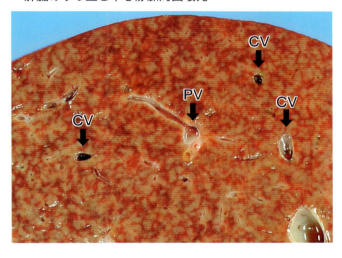

図14　肝臓のうっ血と中心静脈周囲壊死の肉眼像
- 循環障害で肝臓にうっ血が生じ，中心静脈(CV)周囲に虚血・壊死が起こる．
- うっ血肝は肉眼的にナツメグに似ていることから別名「ナツメグ肝」と呼ぶ．

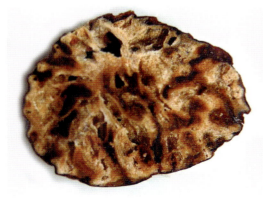

図15　ナツメグ
- 香辛料の1つで，ニクズクとも呼ばれる．
- 肉眼的にうっ血肝に似ることから提示されることが多い．

- 正常肝臓組織

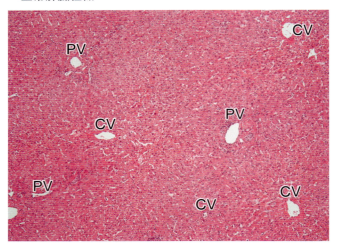

図16 正常肝臓の組織像，H-E染色，低倍率像
- 門脈(PV)，中心静脈(CV)を示す．
- 正常肝臓ではこれらの構築は保たれている．

- 肝中心静脈周囲壊死

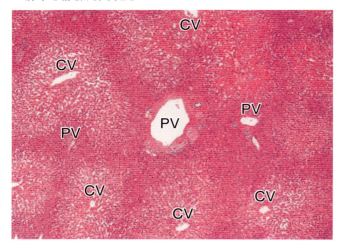

図17 中心静脈周囲壊死の組織像，H-E染色，低倍率像
- 虚血・壊死が起こると中心静脈(CV)周囲が最も障害を受ける．
- 壊死によりピンク色になる．
- 門脈(PV)周囲は保たれるため，斑状にみえる．

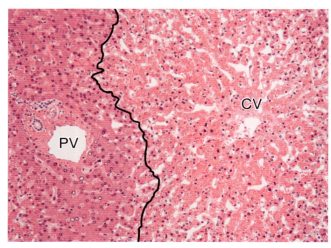

図18 中心静脈周囲壊死の組織像，H-E染色，中倍率像
- 中心静脈(CV)周囲はピンク色が強くなり壊死を起こしている(壊死は実線の右側)．
- 門脈(PV)周囲は保たれている(実線の左側)．

リンパ球性心筋炎

　患者は幼児．生来健康であった．発熱，全身倦怠感，動悸，息切れのため入院した．7日前から風邪症状が出現していた．入院10日目で死亡した．病理解剖により得られた心臓には，高度のリンパ球浸潤を認めた（図1，2）．病歴と病理組織像からウイルス性心筋炎が考えられた．

　臨床的に炎症は臨床経過から急性炎症と慢性炎症に分類される．病理学的に，急性炎症は感染から3〜4時間後に好中球の浸潤が始まる．一方，慢性炎症では1週間以上炎症が持続した結果，主にリンパ球が浸潤する．しかしウイルス感染症では初期の急性期からリンパ球が反応する．感染後早期2日目から活性化し，natural killer（NK）細胞が反応し，続いて細胞傷害性Tリンパ球（CTL）が活性化され，これらの細胞は2〜3週間で消失する．あるウイルス感染では体内に記憶として残る．これを終生免疫と呼び，この免疫反応を利用したものがワクチンである．

　ウイルス性心筋炎は病初期にウイルスの複製・増殖により，心筋細胞構築の変化，心筋細胞の壊死が起こったあと，Tリンパ球を主体とした自己免疫応答により炎症が持続する．遺伝子学的検索によりウイルス遺伝子を検出可能で，その原因ウイルスとしてエンテロウイルス，パルボウイルスB19，アデノウイルスなどが報告されている．

　急性・慢性といった臨床経過と，病理学的な生体反応は完全に一致しないことがあり，感染症の病理診断には臨床情報の判定と経験が必要である．

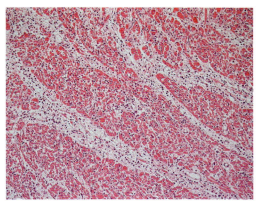

図1　リンパ球性心筋炎，H-E染色，
　　　低倍率像
- 心筋組織間に炎症細胞を多数認める．

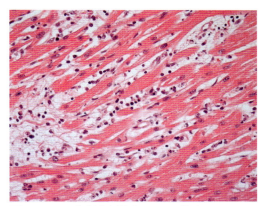

図2　リンパ球性心筋炎，H-E染色，
　　　中倍率像
- 心筋線維は断裂し，心筋線維間にリンパ球が浸潤している．

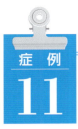

症例 11 炎症—急性化膿性炎症
大葉性肺炎は孔を通して炎症が広がる

　65歳，男性．大酒家．3日前より咳，発熱，膿性痰が出現した．呼吸状態が悪化したため入院した．
　現症：多呼吸，咳，膿性痰を認める．血圧 90/60 mmHg，脈拍 120 回/分，呼吸数 30 回/分，体温 39℃．聴診上，肺に coarse crackle を聴取する．
　検査所見：(血算)白血球 25,500/μL，分画：左方移動あり．(喀痰検査)肉眼的に膿性．Gram 染色にて陰性桿菌を多数認める．(胸部単純X線)肺全体に広がる肺炎像を認める．
　入院後，治療効果なく死亡した．その後，病理解剖を施行した．肺の肉眼像(図1)と病理所見(図2, 3)を示す．

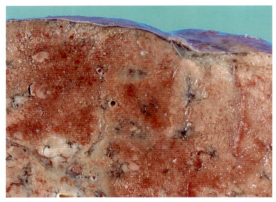

図1　肺の肉眼像

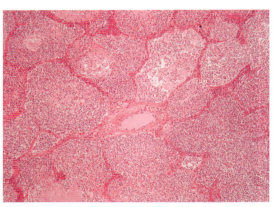

図2　肺の組織像，H-E 染色，低倍率像

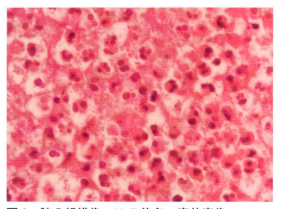

図3　肺の組織像，H-E 染色，高倍率像

診断 大葉性肺炎

1. 肺炎

　解剖学的に呼吸器系は気管，気管支，細気管支を経て肺胞管，肺胞嚢，肺胞から構成される．隣り合う肺胞は薄い壁(肺胞中隔)により不完全に隔てられている．肺胞中隔には小さな連絡口(Kohn 孔)が存在する．

　臓器，組織において，実質とはその臓器，組織の機能の中心となっている部分であり，それ以外の部分が間質である．肺では肺胞上皮が実質であり，肺胞中隔を形成する血管内皮などの血管や結合組織などは間質である．狭義の肺炎とは肺実質炎を指す．さらに肺実質炎はその炎症の進展の違いにより，大葉性肺炎(lobular pneumonia)と気管支肺炎(bronchopneumonia)に分類される．

　大葉性肺炎(lobular pneumonia)は末梢肺胞の孔を介して肺葉全体・びまん性に広がる肺炎である(**図 4**)．大葉性肺炎の原因となる病原体には肺炎球菌(*Streptococcus pneumoniae*)，黄色ブドウ球菌(*Staphylococcus aureus*)，*Klebsiella pneumoniae* などがある．

　気管支肺炎は気管支中枢から続いて末梢の肺胞へと炎症が斑状・局所的に広がる肺炎である(**図 5**)．種々の病原体がこの進展形式をとる．

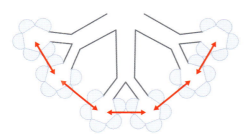 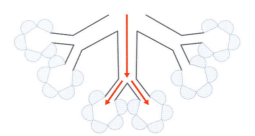

図 4　大葉性肺炎の進展形式　　　　　図 5　気管支肺炎の進展形式

2. 急性化膿性炎症

急性化膿性炎症とは以下の3つの臨床的特徴を有する.
① 発赤・浮腫(血管透過性亢進による炎症部位への液体の貯留)
② 膿瘍形成(多核白血球. 特に好中球の集合)
③ 熱感(炎症細胞および血小板の活性化による炎症性物質の放出)

病理学的に, 初期の急性炎症であれば, ① 血管透過性亢進による炎症部位への液体の貯留のみである. 炎症が持続性で高度になれば化膿性炎症となり, ② 好中球の出現, ③ 炎症性物質の存在により臓器は壊死が起こる.

病理診断 ここがポイント

《大葉性肺炎の病理学的な観察法》
■ **肉眼所見**
　発赤, 浮腫, 膿瘍形成および臓器の破壊.
■ **組織所見**
　● 色:ピンク色(フィブリン, 出血, 壊死, 血栓), 紫色(多くの多核白血球=膿瘍).
　● 細胞:壊死に陥った個々の細胞の観察は困難となる.

解説

1. 病歴から

咳, 膿性痰, 発熱および呼吸状態増悪および Gram 陰性桿菌を認める. 大葉性肺炎では *Klebsiella pneumoniae* によるものが知られている.

2. 正常肺

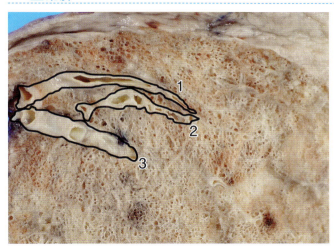

図6　正常肺の肉眼像
- 正常組織は，肺動脈(1)，気管支(2)，肺静脈(3)，肺胞により構成される．肺動脈と気管支は互いに伴走する．肺静脈はこれらとは別に単独で走行する．
- 肺胞内には空気が充満し，スポンジ状である．

3. 大葉性肺炎

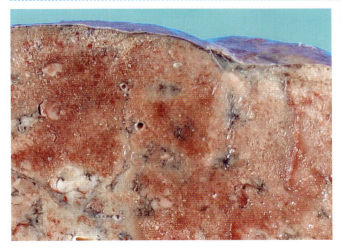

図7　大葉性肺炎の肉眼像
- 肺胞内には膿が充満し，肺内の空気は消失する．
- 膿は黄～白色，出血が加わると茶褐色になる．
- 黒色部分は粉塵で，正常でも存在する．

11　大葉性肺炎は孔を通して炎症が広がる

4. 正常肺

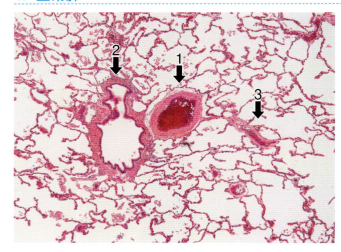

図8　正常肺の組織像，H-E 染色，低倍率像

- 肺動脈(1)，細気管支(2)，肺静脈(3)を示す．
- 血管および気管支周囲は肺胞に取り囲まれる．
- 細気管支レベルでは気管支軟骨が消失する．

5. 大葉性肺炎

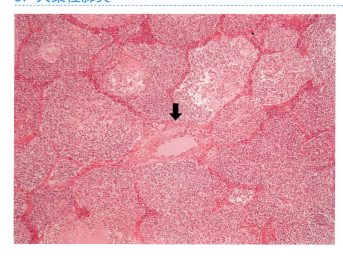

図9　大葉性肺炎の組織像，H-E 染色，低倍率像

- 肺動脈を(➡)で示す．肺胞内に炎症細胞が充満する．
- 気管支は炎症により破壊され，判定困難である．

6. 正常肺

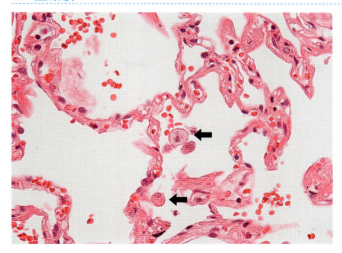

図10 正常肺の組織像，H-E 染色，高倍率像
- 肺胞と肺胞内組織球（肺胞マクロファージ，➡）を認める．正常肺胞腔内には組織球が存在する．
- 多核白血球は認めない．

7. 大葉性肺炎

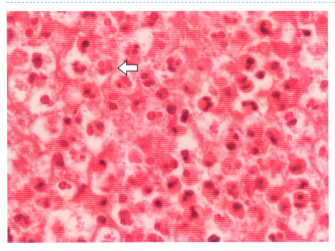

図11 大葉性肺炎の組織像，H-E 染色，高倍率像
- 多数の多核白血球を認める（⇨）．多核白血球の核は分葉状である．

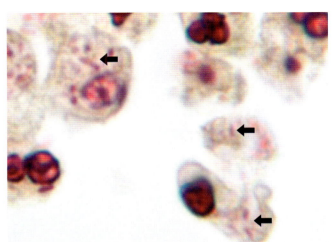

図12 大葉性肺炎の Gram 染色，高倍率像
- Gram 陰性桿菌を（➡）で示す．炎症細胞に貪食されている．

11 大葉性肺炎は孔を通して炎症が広がる

症例 12 炎症―慢性炎症，特異的炎症
特異的炎症は肉芽腫と巨細胞を探す

> 20歳，男性．3か月前より，腹痛，下痢，発熱，軟便を繰り返していたが，3日前より血便が出現したため精査した．
> 現症：腹部全体に圧痛，反跳痛を認める．直腸診にて便は暗赤色．腫瘤は触れない．入院後，大腸内視鏡検査を施行した（**図1**）．
> その後症状が改善しないため大腸を部分切除した．その組織像を示す（**図2〜4**）．

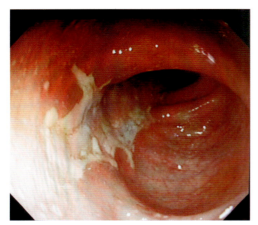

図1　大腸の内視鏡像

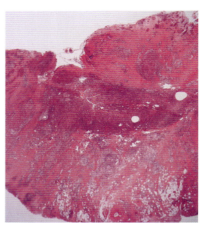

図2　大腸の組織像，H-E染色，低倍率像

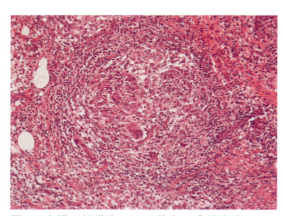

図3　大腸の組織像，H-E染色，中倍率像

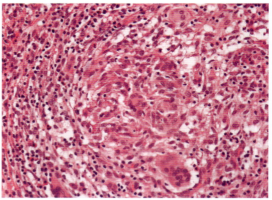

図4　大腸の組織像，H-E染色，高倍率像

診断　Crohn 病

1. Crohn 病

　　Crohn 病は主に消化管に壊死を伴わない類上皮細胞肉芽腫（非壊死性類上皮細胞肉芽腫）を形成する原因不明の炎症性疾患である．
- 好発年齢および好発部位：若年者．全消化管に病変が発生し，回盲部が最も多い．
- 臨床および身体所見：腹痛，下痢，血便，体重減少，腹部圧痛，腹部腫瘤形成，肛門病変．
- 病理学的所見：肉眼像は消化管の縦方向に伸びる潰瘍（縦走潰瘍），敷石像（潰瘍と潰瘍に間に取り残された粘膜が盛り上がり，まるで敷石のようにみえる）を認める．重症化・進行すると狭窄・穿孔が起こる．組織学的に消化管壁の全層性炎症，非壊死性類上皮細胞肉芽腫，Langhans 型多核巨細胞の出現が特徴的である．

2. 特異的慢性炎症

　　急性炎症は短期間で起こり，多核白血球，組織球などが関与する非特異的反応である．一方，慢性炎症はその進行が長期間にわたり持続する．急性炎症から引き続いて慢性炎症へ移行する．

　　病理学的に，慢性炎症は非特異的炎症と特異的炎症に分類される．特異的炎症は抗原提示細胞とリンパ球・形質細胞が関与する細胞性免疫反応である．病理学的に組織球は類上皮細胞・多核巨細胞へ変化する（図5）．これらの変化は「特異的慢性炎症」と診断される．

　　その経過および機序は，以下のとおりである．
① 組織球による物質の取り込み：抗原の貪食
② 抗原を取り込んだ組織球が抗原提示細胞（肉芽腫細胞・多核巨細胞）へ変化し，抗原提示機能を発揮する：抗原提示
③ 抗原提示に対応する免疫細胞を呼び寄せる：リンパ球の活性化，遊走

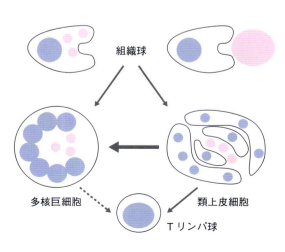

図5　細胞性免疫のシェーマ
- 抗原（●）を処理できなかった組織球はお互いに結合したり（類上皮細胞化），大型化（巨細胞型化）する．
- 多核巨細胞は類上皮細胞の終末像とされる．

病理診断　ここがポイント

《Crohn 病の病理学的な観察法》
- **肉眼所見**
  - 縦走潰瘍：消化管の口〜肛門の縦方向に伸びる潰瘍.
  - 敷石像：潰瘍と潰瘍の間に取り残された粘膜が相対的に盛り上がり，まるで敷石のようにみえる.
  - 色：潰瘍は白色の滲出物が表面に付着.
  - 形：正常粘膜は炎症により破壊され消失し，ときに固有筋層まで達する潰瘍を形成する.
  - 進行すると消化管の狭窄・穿孔が起こる.
- **組織所見**
  - 消化管壁の全層性炎症が多い.
  - 色：ピンク色と紫色が混在（種々の炎症細胞）.
  - 細胞：非壊死性類上皮細胞肉芽腫，Langhans 型多核巨細胞，リンパ球を認める．結合して「上皮」に似ていることから「類上皮」と呼ばれる.

解説

1. 病歴から

　　　本症例は大腸の Crohn 病である．腹痛，血便をきたし，消化管粘膜に潰瘍を起こす．病理学的に非壊死性類上皮細胞肉芽腫，Langhans 型多核巨細胞を認める．

2. 正常大腸

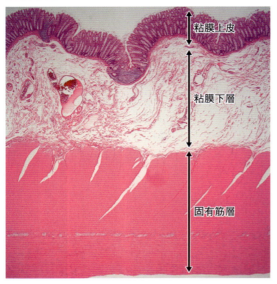

図6　正常大腸の組織像，H-E 染色，低倍率像
- 消化管は表面から順に粘膜上皮，粘膜下層，（平滑筋よりなる）固有筋層に分類される.

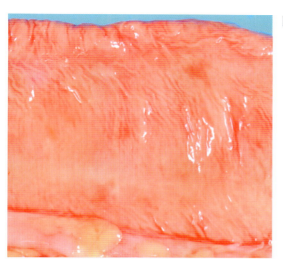

図7 正常大腸の肉眼像
- 粘膜は平滑である．

3. Crohn 病

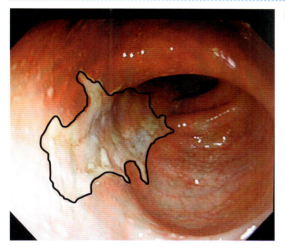

図8 Crohn 病の大腸内視鏡所見
- Crohn 病による潰瘍（実線）を示す．消化管の縦方向に伸びる特徴的な潰瘍（縦走潰瘍）を形成している．

4. Crohn 病

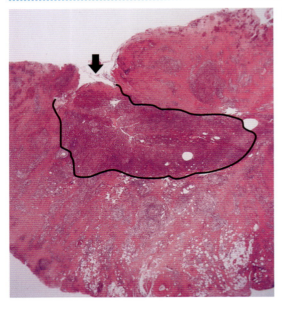

図9 Crohn 病の組織像，H-E 染色，低倍率像
- 潰瘍（➡）は粘膜下層より深く，炎症が広がる（実線）．
- 固有筋層は破壊され，構造が不明瞭である．

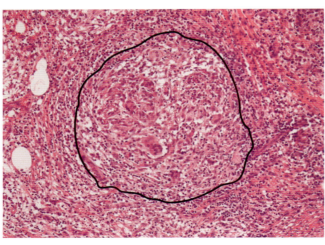

図10 Crohn 病の組織像，H-E 染色，中倍率像
- 非壊死性類上皮細胞肉芽腫と Langhans 型多核巨細胞を示す（実線）．
- 肉芽腫の周囲はリンパ球に囲まれる．

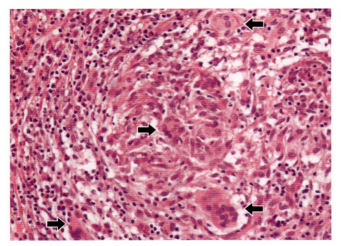

図11 Crohn 病の組織像，H-E 染色，高倍率像
- 多核巨細胞を示す（➡）．周囲に類上皮細胞肉芽腫を認める．

コラム　クリプトコッカスの病理診断は，莢膜を証明する

「クリプトコッカスを同定する染色にはどのようなものがありますか」と医学生に質問すると，必ず答えるのが墨汁法（墨汁染色）である．

本法は医師国家試験に出題されたことがあるため，医学生にとってなじみ深い．墨色の視野中に，クリプトコッカスが明るく抜けて観察され，操作が簡単で，かつ迅速性がある．使用する墨汁はドイツ製，Pelikan Drawing Ink. 17 Blackがよいとされる．〔Indian Ink (Instructions for Use)．https://catalog.hardydiagnostics.com/cp_prod/Content/hugo/IndiaInk.htm〕．

本法の欠点は感度の低さと，髄膜炎例では病原体とリンパ球などの髄液中細胞との鑑別に経験を要することである．一方，病理診断における本病原体に対する染色は化学的方法に基づくため特異度が高い．H-E染色では染まりにくいこともあり，必ず確認のために染色（Grocott染色やMucicarmin染色）を追加する．確定診断のためには迅速性や感度・特異度などを比較して，各種染色法を使い分けることが重要である．

クリプトコッカスに対する各種染色法を**表**に示す．

表　クリプトコッカスに対する各種染色法

	墨汁法（墨汁染色）	Grocott染色（メセナミン硝酸銀染色）	Mucicarmin染色（多糖類・粘液染色）
原理	・標本の背景を黒色に染色することで，莢膜を有するクリプトコッカスは透明に観察される	・真菌細胞壁に含まれる多糖類をクロム酸で酸化させ，遊離したアルデヒド基（-OH）に銀反応を起こさせ，菌体を染め出す	・ムコ多糖物質の酸性基に対してムチカルミン色素が結合して，菌体莢膜を染め出す
染色態度	・クリプトコッカス菌自体は染色されない ・菌体周囲の莢膜が透明，同心円状に観察される	・緑色を背景に，真菌細胞壁を黒～黒褐色に染め出す	・クリプトコッカスの菌体・莢膜を赤～赤桃色に染め出す
染色時間	数分	約90分	約20分
長所と短所	・迅速かつ簡便 ・感度・特異度が低い ・髄液中のリンパ球とクリプトコッカスの鑑別が困難なことがある ・菌体が少ないと判定困難	・ほぼすべての真菌を同定可能で，優れた染色法 ・強染すると菌体観察が困難 ・ヒト軟部組織の一部も染色されるため，判定に注意を要する ・真菌種や検体の保存，固定状況による染色性に差が出る	・莢膜を明瞭に染色できる ・莢膜欠損性クリプトコッカスでは染まらない

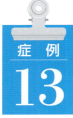

症例 13　炎症—感染症（ウイルス）
ウイルス感染症の診断は，封入体を探そう

　40歳，男性．同性愛者．2か月前に後天性免疫不全症候群（AIDS）と診断された．4週間前から右半身の不随意運動，脱力が出現した．歩行困難となったため入院した．
　現症：意識清明．右半身不全麻痺，四肢深部腱反射の亢進を認める．
　検査所見：CD4陽性リンパ球5個/μL，頭部MRI：左大脳白質領域に多発性の脱髄を認める．
　その後，確定診断のために脳組織生検を施行した．大脳組織の肉眼像（図1），組織像（図2～4）を示す．

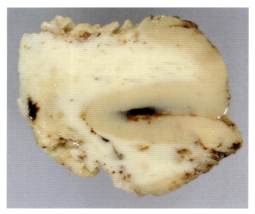

図1　大脳部分切除組織の肉眼像

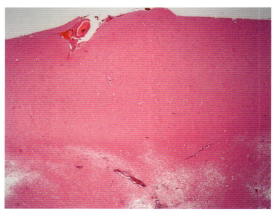

図2　大脳組織の組織像，H-E染色，低倍率像

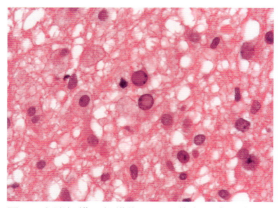

図3　大脳組織の組織像，H-E染色，高倍率像

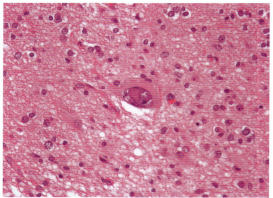

図4　大脳組織の組織像，H-E染色，高倍率像

診断 JC ウイルス感染症, 進行性多巣性白質脳症(PML)

1. JC ウイルス, 進行性多巣性白質脳症(PML)

　JC ウイルスはポリオーマウイルス科ポリオーマウイルス属の DNA ウイルスで, ヒトを宿主とする. 多くのヒトは小児期に JC ウイルスに感染し, 腎臓や骨髄などに持続・潜伏感染状態にある.

　免疫不全者で JC ウイルスが再活性化, 増殖する. 脳内で脱髄病変を起こすと進行性多巣性白質脳症(progressive multifocal leukoencephalopathy:PML)を発症する. 病理学的には乏突起膠細胞(オリゴデンドロサイト)に特徴的なウイルス封入体を認めたり, 星状膠細胞(アストロサイト)に変化が起こる. 根本的な治療法は確立されておらず, 予後不良である.

　なお, JC ウイルスの名称は, Padgett らの PML 患者の名前に由来する.

2. ウイルス

　ウイルスは微生物の一種であり, DNA か RNA の一方の核酸を遺伝物質として有する微小粒子である. 独自のエネルギー代謝系をもっていないため, ヒトや植物などの宿主細胞に完全に依存しなければ増殖できない. 大きさはナノメートル(100 万分の 1 mm)単位で表わされる. **ウイルス自体は通常の光学顕微鏡では観察できない**. しかしウイルス感染を受けた細胞に特徴的な変化が起これば, 診断可能である.

　ウイルス感染は以下の 3 つのいずれかの状態をとる.

　①溶解感染(細胞の破壊)

　②共存状態(持続感染)

　③無制限の増殖(腫瘍化)

　溶解感染では細胞性変化が起こり, ときに感染した細胞に特徴的な封入体を形成する.

　一部のウイルスの急性感染または慢性感染からの再活性化が起こると, 核内や細胞質内に特徴的な封入体を形成する. **光学顕微鏡でウイルス感染が同定可能な変化は, 封入体形成した溶解感染**である. 封入体を形成するウイルスは JC ウイルス以外にサイトメガロウイルス, ヘルペスウイルスなどがある. 封入体を認めない場合には遺伝子診断などを必要とする.

病理診断　ここがポイント

《ウイルス感染症の病理学的な観察法》
- **肉眼所見**
    ウイルス感染を起こした各臓器に特異的な所見はない．感染に伴う臓器の変化を観察する．
    - 感染に対する生体反応：フィブリン，滲出物．
    - 出血，壊死．
    - 本例では脱髄を認める．
- **組織所見**
    炎症による各臓器の変化と，感染細胞の変化を観察する．
    - 色：ピンク色（フィブリン，出血，壊死）．
    - 細胞：紫色（感染した細胞の核内封入体）．

解説

1. 病歴から

CD4陽性リンパ球が著明に減少したAIDS患者では，進行性多巣性白質脳症（PML）や悪性リンパ腫などを認める．

2. 正常大脳

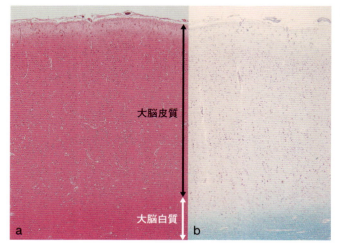

図5　正常大脳皮質の組織像，H-E染色および髄鞘染色，低倍率像
- H-E染色（a）と比較して，髄鞘染色（b）は神経線維を青く染める．
- 正常の大脳組織は皮質と白質の2つに分かれる．

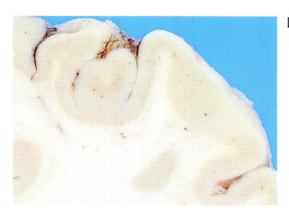

図6 正常大脳の肉眼像
- 大脳灰白質は灰白色（薄い茶），白質は白色である．

3. PML

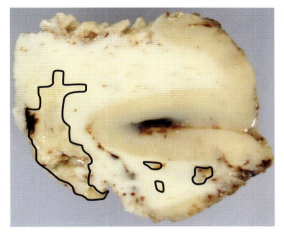

図7 PMLの肉眼像
- 白質には斑状に黄色調の脱髄病変を認める（実線）．
- 脱髄した組織はもろくなる．

13 ウイルス感染症の診断は，封入体を探そう | 93

4. 正常大脳

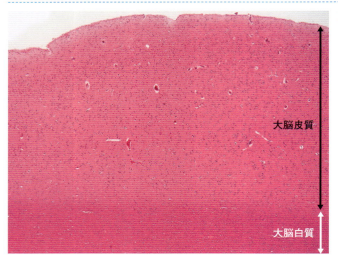

図8 正常の大脳皮質の組織像，H-E染色，低倍率像
- 組織学的に，大脳は皮質と白質の2つに分かれる．
- 皮質には神経細胞と神経膠細胞が存在する．
- 白質には主に神経線維が存在する．

5. PML

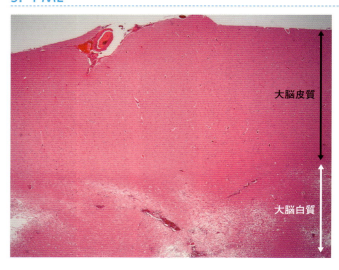

図9 PMLの組織像，H-E染色，低倍率像
- PMLの大脳白質は斑状に抜けてみえる．これは乏突起膠細胞が障害された結果，その細胞から出る髄鞘が破壊・消失を起こすためである．これを脱髄と呼ぶ．

6. 正常大脳

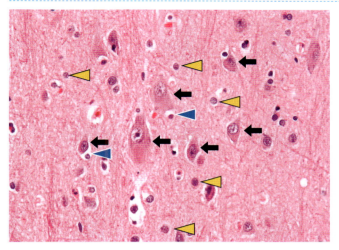

図10　正常大脳皮質の組織像，H-E 染色，高倍率像

- 神経細胞（➡），乏突起膠細胞（▶），星状膠細胞（▷）を示す．
- 神経細胞は，核が大きく，明瞭な核小体，豊富な細胞質を有する．
- 神経膠細胞は神経細胞の周囲に集まる傾向がある．乏突起膠細胞は小型円形核で，染色処理過程で核周囲が抜けてみえる（これを halo と呼ぶ）．神経細胞の線維を取り囲んで髄鞘を形成する．

7. PML

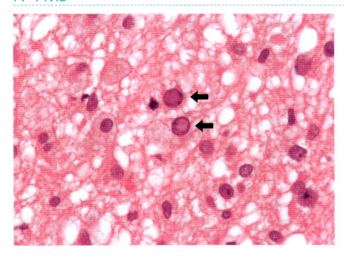

図11　PML の乏突起膠細胞，H-E 染色，高倍率像

- 特徴的な乏突起膠細胞の核内封入体を認める（➡）．
- 乏突起膠細胞はウイルス感染により破壊されると髄鞘が脱落し，大脳白質に脱髄が起こる．

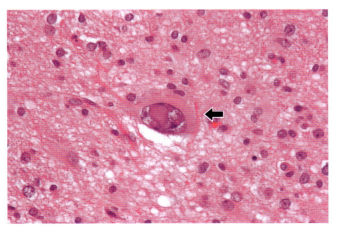

図12　PML の星状膠細胞，H-E 染色，高倍率像

- 星状膠細胞は大型化，奇怪な形態をとる（➡）．

症例 14 炎症―感染症（細菌）
膿は好中球の塊

　60歳，男性．2週間前から発熱，易疲労感，食欲不振を認めた．その後息切れと呼吸困難が出現したため入院となる．糖尿病を治療中であるが，血糖コントロールは不良であった．
　現症：体温39.2℃，脈拍120回/分．眼瞼結膜の出血斑を認める（図1）．心尖部に汎収縮期雑音を聴取する．
　検査所見：心臓超音波で僧帽弁に疣贅（ゆうぜい）を認める．
　血液培養：*Staphylococcus aureus* を検出した．
　治療したが効果なく死亡し，病理解剖を施行した．心臓の肉眼像（図2），組織像（図3〜5）を示す．

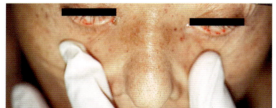

図1　眼瞼結膜出血斑

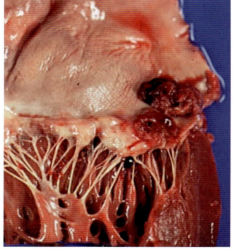

図2　心臓僧帽弁の肉眼像

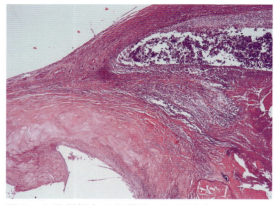

図3　心臓僧帽弁の組織像，H-E染色，低倍率像

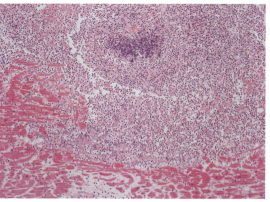

図4　心筋の組織像，H-E染色，低倍率像

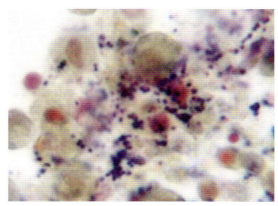

図5 膿瘍の Gram 染色, 高倍率像

診断　黄色ブドウ球菌による感染性心内膜炎

1. 感染性心内膜炎

　　感染性心内膜炎は心内膜およびその周囲に起こる感染症である．一般的に細菌や真菌が原因となる．感染性心内膜炎の危険因子は，先天性心臓疾患，弁膜症，人工弁置換術後，僧帽弁逸脱症，糖尿病などがある．

　　感染性心内膜炎の症状および所見は発熱，点状出血（眼瞼，皮膚，図6），塞栓症状がある．心臓弁が破壊されると心雑音，心内膜感染巣形成（疣贅，弁周囲膿瘍），心不全を引き起こす．疣贅には破壊された弁・心臓組織，炎症性物質および感染病原体が混在する．診断には心臓超音波検査による疣贅の同定，血液培養による原因菌の証明が必要である．

　　黄色ブドウ球菌（*Staphylococcus aureus*）は，感染性心内膜炎の最も代表的な原因の1つである．

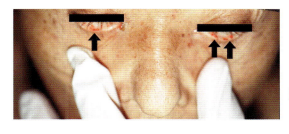

図6 眼瞼結膜の出血斑
- 眼瞼結膜には点状出血を認める（→）．

2. 細菌感染症

　　細菌は微生物の一種であり，光学顕微鏡で観察することが可能な病原体である．細菌は細胞膜，細胞壁，核酸を有し，環境中に単独で生存可能である．細菌感染症はその菌体あるいは毒素に対する反応で急性化膿性炎症の型をとる．

　　細菌感染症は主に急性の化膿性炎症を引き起こす．病態として，① 血管透過性亢進による炎症部位への液体の貯留，② 好中球の出現，③ 炎症性物質の存在による臓器の破壊と壊死が起こる．

病理診断　ここがポイント

《細菌感染症の病理学的な観察法》
- **肉眼所見**
  炎症の状態を観察する：膿瘍形成，臓器の破壊，出血，壊死．
- **組織所見**
  - 色：ピンク色（フィブリン，出血，壊死），紫色（多数の好中球からなる膿瘍），Gram 陽性菌はヘマトキシリンで紫色に染まる．
  - 細胞：壊死に陥った個々の細胞観察は困難となる．

解説

1. 病歴から

　　糖尿病を基礎疾患にもつ患者が，発熱，易疲労感，食欲不振，息切れと呼吸困難をきたした．感染性心内膜炎に伴う心不全である．
　　本症例は血液培養から *S. aureus* が同定され，病理学的にも同菌による心内膜炎を認める．

2. 正常心臓

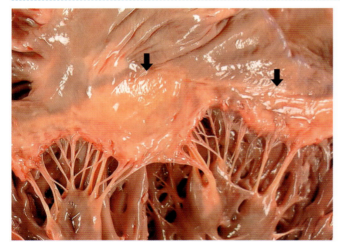

図7　正常の心臓僧帽弁の肉眼像
- 僧帽弁（➡）には腱索が付着し，血流の逆流を防止する．

3. 正常心筋

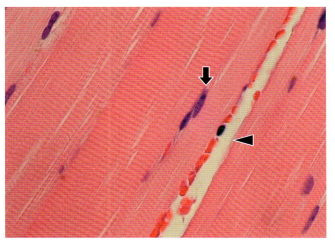

図8 正常心筋の組織像，H-E染色，高倍率像
- 心筋細胞の核(➡)，血管(▶)．心筋組織には横紋を認める．

4. 感染性心内膜炎

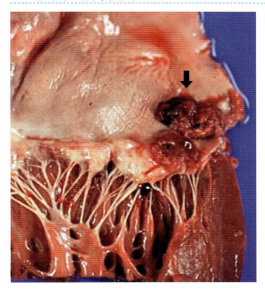

図9 感染性心内膜炎の心臓僧帽弁の肉眼像
- 僧帽弁に疣贅を認める(➡)．

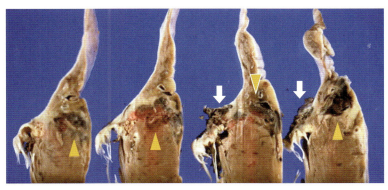

図10 感染性心内膜炎の心臓僧帽弁の断面
- 疣贅(⇨)と膿瘍(▶)．炎症は僧帽弁周囲から心筋組織に進展し，弁周囲膿瘍を形成している．

5. 僧帽弁周囲膿瘍

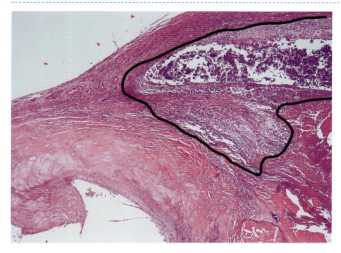

図11　僧帽弁周囲膿瘍の組織像，H-E染色，低倍率像
- 僧帽弁周囲膿瘍（実線）．

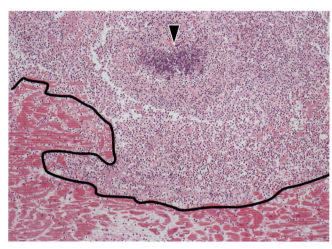

図12　僧帽弁周囲膿瘍の組織像，H-E染色，中倍率像
- 心筋組織内の膿瘍（実線）．細菌塊を認める（▶）．

6. 膿瘍

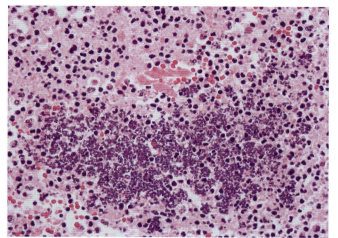

図13　膿瘍の組織像，H-E染色，中倍率像
- 膿瘍内には濃い紫（ヘマトキシリンに濃染する）の細菌塊を認める．
- 心筋組織は破壊されている．

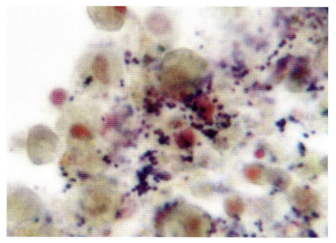

図14　膿瘍のGram染色，高倍率像
- Gram陽性球菌を多数認める．クリスタルバイオレットにより紫色に濃染する．

14　膿は好中球の塊

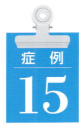

症例 15

炎症—感染症（抗酸菌）

チーズ様壊死は脂質を多く含む

　65歳，男性．4週間前から咳と痰，体重減少，発熱が出現した．病院を受診し，胸部 CT 画像検査で右肺上葉に腫瘤陰影を認めた．肺癌の疑いで手術となった．
　検査所見：（腫瘍マーカー）すべて陰性．（喀痰細胞診）腫瘍細胞を認めない．
　画像検査：胸部 CT（図1）．
　肺癌を疑い，肺を部分切除した．肺の肉眼像（図2），組織像（図3～6）を示す．

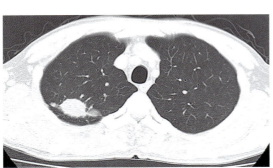

図1　胸部 CT

図2　肺の肉眼像

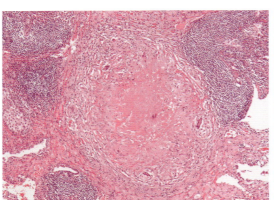

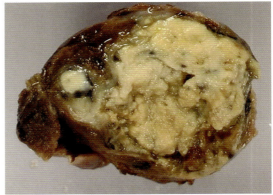

図3　肺の組織像，H-E 染色，低倍率像

図4　肺の組織像，H-E 染色，中倍率像

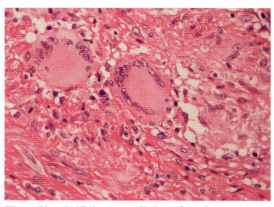
図5 肺の組織像，H-E染色，中倍率像

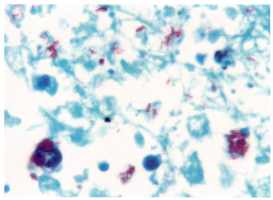
図6 肺壊死組織の抗酸菌染色，高倍率像

診断　肺結核

1. 肺結核

　　肺結核(pulmonary tuberculosis)は，結核菌群(*Mycobacterium tuberculosis* complex)により起こる感染症である．結核菌は空気感染し，気道を経て肺組織に到達する．進行すると全身の臓器に病変を形成することがある．
　　結核の診断は抗酸菌培養，遺伝子学的検索(PCRなど)に加えて病理組織診断がある．結核と診断した場合には，感染症法に基づいて直ちに最寄りの保健所に届け出を必要とする．

2. 結核と細胞性免疫

　　結核は宿主の免疫状態によりさまざまな生体反応を起こす．結核の防御免疫は細胞性免疫であり，組織球とT細胞性リンパ球である．組織球(マクロファージ)は単球に由来する．結核菌を貪食した組織球は類上皮細胞肉芽腫，Langhans型多核巨細胞に変化するといわれている．貪食された菌体の情報は組織球により抗原提示され，続いてT細胞性リンパ球が抗原を認識し，周囲の免疫細胞に情報を伝達し，炎症を持続させる．
　　肉眼的に結核の壊死を乾酪(チーズ様)壊死と呼び，組織学的には凝固壊死の一種である．組織球は脂質を豊富に含み，結核菌を貪食したあと，死滅・壊死することにより起こる．

病理診断　ここがポイント

《結核の病理学的な観察法》
- **肉眼所見**
  乾酪壊死：膿瘍形成，臓器の破壊，出血，壊死．
- **組織所見**
  - 色：ピンク色（フィブリン，凝固壊死），紫色（炎症細胞）．
  - 細胞：壊死を中心にして類上皮細胞肉芽腫，Langhans型多核巨細胞，リンパ球．

解説

1. 病歴から

長期間持続する呼吸器症状，発熱，体重減少と胸部異常陰影から，腫瘍と感染症（結核など）が鑑別に挙がる．

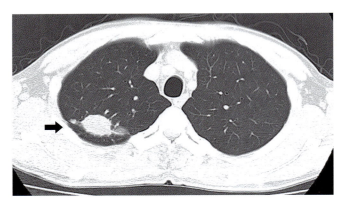

図7　胸部CT
- 肺の異常陰影（➡）の辺縁は滑らかで，胸膜陥入像を認めない．

2. 肺結核

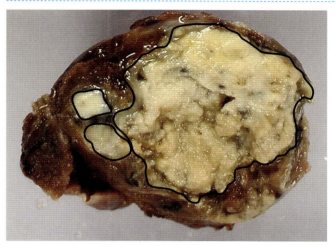

図8　肺の肉眼像
- 肺に乾酪壊死を認める(実線).

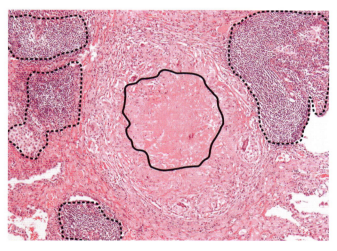

図9　肺の組織像，H-E染色，低倍率像
- 壊死(実線)とリンパ球浸潤(点線)を示す.
- 壊死の周囲を肉芽腫が，さらにその周囲をリンパ球が取り囲む.

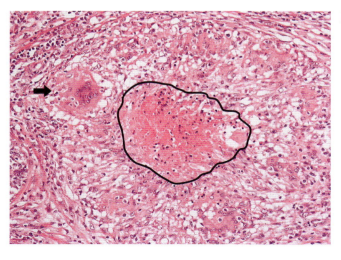

図10　肺の組織像，H-E染色，低倍率像
- 多核巨細胞(➡)および壊死(実線)を示す.
- 壊死の周囲を肉芽腫が取り囲む.

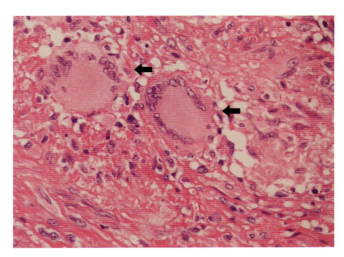

図11 肺の組織像，H-E 染色，中倍率像
- Langhans 型多核巨細胞（➡）を示す．
- 細胞は大型で，核は多核でU字形に配列する．

3. 抗酸菌染色

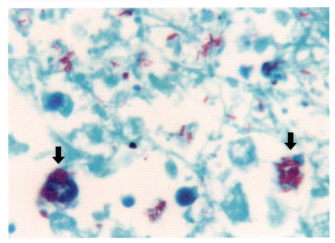

図12 肺壊死組織の抗酸菌染色（Ziehl-Neelsen 染色），高倍率像
- 赤紫色に染色される抗酸菌を認める．抗酸菌は組織球に貪食されている（➡）．
- 最終的には培養，PCR などにより確定する．

いまでは日本でみられない寄生虫症

　住血吸虫症は，成虫が静脈内に寄生することで生じる疾患である．主に尿路に感染するビルハルツ住血吸虫症，消化管・肝臓に感染する日本住血吸虫症，マンソン住血吸虫症，メコン住血吸虫症およびインターカラーツム住血吸虫症がある．感染者数はマラリアに次ぎ，世界中で約2億人が感染しているとされる．本虫は河，湖，沼などの淡水中の巻貝を中間宿主とし，ヒトが水と接触した際に経皮的に感染する．

　このうち日本住血吸虫（*Schistosoma japonicum*）は，中間宿主のミヤイリガイが生息する山梨県や九州の筑後川流域などで多発していた．その後，本寄生虫の撲滅対策が進み，1976年に終息宣言され，現在，新規患者発生はみられない．

　しかし，病理解剖の際に日本住血吸虫の陳旧性病変を認めることがある．図1では，肝門脈内に虫卵を認める．図2では，大腸粘膜固有層の血管内に寄生虫を認める．これらの石灰化した寄生虫に感染性はない．本例は無症候性であったと推測される．

　日本では過去の感染症となった日本住血吸虫症であるが，中国，インドネシア，フィリピンなどではいまだ生息している．ヒトの往来による輸入感染症として，今後も十分注意する必要がある．

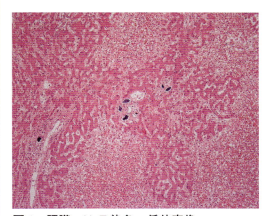

図1　肝臓，H-E染色，低倍率像
- 肝門脈域に石灰化した黒色の虫卵を認める．

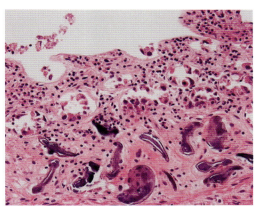

図2　大腸，H-E染色，中倍率像
- 粘膜固有層の血管内に石灰化した寄生虫を認める．感染性はない．

症例 16 炎症—感染症(真菌)
感染症の病理像は，宿主の免疫状態に依存する

12歳，女児．急性リンパ球性白血病を発症し，化学療法中であった．2週間前から右腰痛，発熱が認められた．腹部造影CTにて腎膿瘍と診断された(図1)．抗菌薬治療を行ったが症状改善しないため腎臓摘出術を行った．

現症：体温38.5℃，腰部叩打痛を認める．

以下に，腹部造影CT，腎臓の肉眼像(図2)，組織像(図3, 4)を示す．

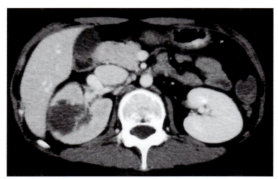

図1　腹部造影CT

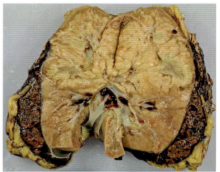

図2　腎臓の肉眼像

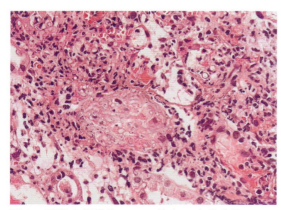

図3　腎臓の組織像，H-E染色，中倍率像

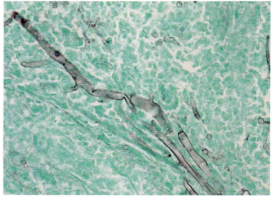

図4　腎臓の組織像，Grocott染色，高倍率像

診断　接合菌（ムーコル）による腎膿瘍

1. 腎膿瘍

　一般的に腎臓感染症は細菌により起こる．代表的なものに腸内細菌（*Escherichia coli*, *Klebsiella pneumoniae* など）や黄色ブドウ球菌などがある．

　本症例は免疫不全者に起こった腎膿瘍で，原因菌は真菌〔接合菌，ムーコル（ムコール）〕であり，血行性に発症した膿瘍である．腎膿瘍は結節状病変を形成し，高度の炎症と組織の破壊を認める．抗真菌薬で治療するが，多くは難治性で病巣切除を検討する．

　腎膿瘍の腹部造影 CT を**図 5**に示す．

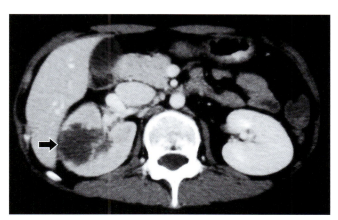

図 5　腎膿瘍の腹部造影 CT
- 腎膿瘍を（➡）で示す．膿瘍は低輝度で，辺縁不整な結節状病変である．

2. 真菌

　真菌は微生物の一種で，ヒトと同じ真核生物である．一般的に「カビ」と呼ばれる．大きさは数 μm～数 10 μm で，通常の光学顕微鏡で観察可能である．

　表 1に代表的な 3 つの真菌を記載する．

表1　臨床的に重要な3つの真菌の特徴

	カンジダ	アスペルギルス	接合菌（ムーコル）
由来	●内因性．口腔粘膜，消化管粘膜	●外因性．環境（侵入門戸は気道・肺）	●外因性．環境（侵入門戸は気道・肺）
病態	●口内炎，食道炎，眼内炎，カテーテル感染症，敗血症	●肺アレルギー症，肺アスペルギローマ（肺菌球症），肺侵襲症，敗血症	●鼻脳感染症，肺炎，全身臓器，敗血症
血清1,3-β-D-グルカン検査	（＋）	（＋）	（－）
血清抗原検査	カンジダマンナン抗原	ガラクトマンナン抗原	なし
培養検査	●血液培養を含む各種培養で検出可能	●喀痰培養などで検出可能だが，環境汚染菌との鑑別困難．血液培養からの検出は稀	●喀痰培養などで検出可能だが，環境汚染菌との鑑別が困難．血液培養からの検出は稀
病理組織診断	●酵母型〜偽菌糸（ソーセージ状）	●糸状型，細い，有隔壁，鋭角（45°）に分岐する	●糸状型，太い，無隔角，不規則な分岐角，ときに直角
代表的な抗真菌薬	●アゾール系（フルコナゾールなど），キャンディン系，ポリエン系（アムホテリシンB）	●ポリエン系（アムホテリシンB），アゾール系（ボリコナゾール），キャンディン系	●ポリエン系（アムホテリシンB），アゾール系（Posaconazole*，日本未発売）

病理診断　ここがポイント

《真菌感染症の病理学的な観察法》

■ **肉眼所見**
- 炎症巣を観察する：膿瘍形成，臓器の破壊，出血，壊死．

■ **組織所見**
- 色：ピンク色（フィブリン，出血，壊死），紫色（炎症細胞）．糸状菌はヘマトキシリンで淡い紫色に染まる．
- 細胞：個々の細胞は破壊され壊死に陥り，観察は困難となる．

解説

1. 病歴から

　　急性白血病を基礎疾患にもつ患者が，発熱，腰痛を認め，画像診断にて腎膿瘍と診断された．通常の抗菌薬治療に抵抗性の腎膿瘍は，ときに腎臓摘出術の適応となる．

2. 正常腎臓

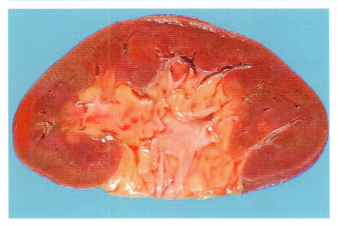

図6　正常腎臓の肉眼像
- 正常の腎臓（横向き）は赤茶色で，滑らかである．

3. 腎膿瘍

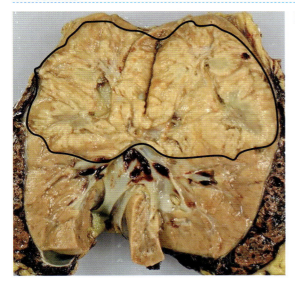

図7　腎膿瘍の肉眼像
- 腎膿瘍を（実線）で示す．膿瘍は黄白色で，不整形をしている．

4. 正常腎臓

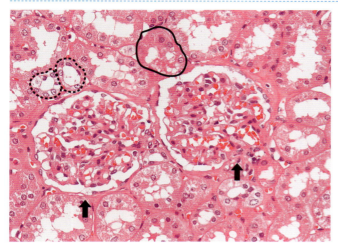

図8 正常腎臓の組織像，H-E 染色，中倍率像
- 糸球体（➡），近位尿細管（実線），遠位尿細管（点線）を示す．
- 糸球体は毛細血管からなり，内部に赤血球を認める．近位尿細管内に存在するミトコンドリアの存在によりピンク色に染色される．

5. 腎膿瘍

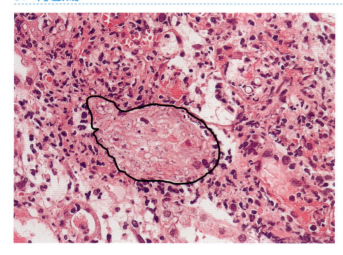

図9 腎膿瘍の組織像，H-E 染色，中倍率像
- 腎組織は高度の炎症により破壊されている．
- 真菌塊を認める（実線）．

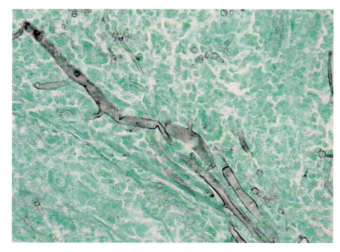

図10 接合菌（ムーコル），Grocott 染色，高倍率像
- 黒色に染色される糸状菌を認める．
- 隔壁を認めず，太さや分岐は不規則である．

病理学と医学教育

　学生時代に学んだ病理学.講義,テキスト・カラーアトラスや実習標本で学んでも理解できなかった.
　当時の講義は,教室で受け身の座学が多かった.テキストは,説明文が主体で,図や写真は少ないうえに,そのほとんどが白黒であった.光学顕微鏡写真と電子顕微鏡写真が並列での掲載が多く,その違いが理解できなかった.テキストより高額なカラーアトラスは,組織写真と比べ肉眼写真は少なく,組織写真の拡大倍率は統一されていなかった.病理学実習では,ガラススライド標本を光学顕微鏡で観察後,ノートにその組織像を色鉛筆でスケッチした(ガラススライド標本を破損や紛失したり,色鉛筆を忘れたりすると,実習を十分に受けられなかった).

　当時,パソコンが普及していない時代で,得られる情報も限られていた.私は疾患病態と組織像の理解ができておらず,退屈かつ単調に感じ,病理学に十分な興味をもてないまま医学部を卒業し,臨床医になってからも病理学に触れる機会はほぼなかった.
　その後,ある先生に出会った.その先生は病理学で学位を取得し臨床医として活躍され,病理診断の面白さを私に教えてくださった.私にとって病理への道を開いてくださった恩師にあたる.現在,私は病理と臨床にかかわり,両方を行き来することで日々の疑問を少しずつ解決し,理解できるようになった.
　近年,ガラススライド標本からバーチャルスライド(virtual slides：VS),デジタルスライド(digital slides：DS)(図1)へ情報がデジタル化され,デジタルパソロジー(digital pathology：DP)は診断や教育に導入されている.
　すでに米国では,以下の領域で有効利用されている.①医・歯学校および獣医学校での組織学,病理学の教育,②病理学の研修医のトレーニング用,③貴重例の情報管理とそこに自由にアクセスできるようにし,知識と技術向上への貢献,④米国病理専門医試験問題として使用,⑤病理診断の質の維持.

　デジタルスライド標本(図1)と従来の写真(図2)と比較して全く遜色がないうえに,デジタルデータは情報の保管,管理に優れている.現在,筆者はデジタルスライド標本で病理診断を行っている.このように病理標本がデジタル化され,人工知能(artificial intelligence：AI)による診断も可能となった〔Google uses AI to help diagnose breast cancer(CNN).https://money.cnn.com/2017/03/03/technology/google-breast-cancer-ai/index.html〕.
　色鉛筆でスケッチをしていた時代から隔世の感がある.教育は人間を良くも悪くもする.

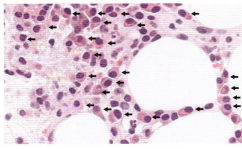

図1　デジタルスライド標本写真
　　　（多発性骨髄腫の骨髄組織,
　　　H-E染色,高倍率像）
- 多数の形質細胞を認める(➡).

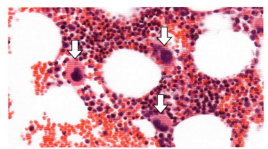

図2　従来のガラス標本写真
　　　（正常骨髄組織,H-E染色,中倍率像）
- 正常骨髄には巨核球(⇨)が存在し,細胞構成は多彩である.

症例 17

炎症―自己免疫性疾患
自己免疫性疾患は，自分の細胞・組織を標的にして炎症が起こる

　45歳，女性．4週間前から全身倦怠感を認めた．1週間前より，発熱，黄疸が出現し受診した．既往に輸血歴，飲酒歴および内服薬歴はない．

　検査所見：直接ビリルビン 6.5 mg/dL，ALT 400 IU/L，AST 800 IU/L，γ-GTP 500 IU/L，ALP 400 IU/L，抗核抗体 1,280 倍，抗平滑筋抗体 160 倍，抗ミトコンドリア抗体陰性，IgG 3,500 mg/dL．

　確定診断のために肝生検を施行した．以下に肝臓の組織像を示す（図1〜3）．

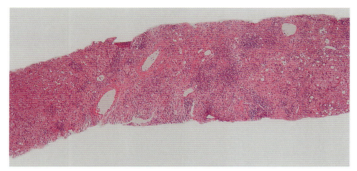

図1　肝臓の組織像，H-E 染色，低倍率像

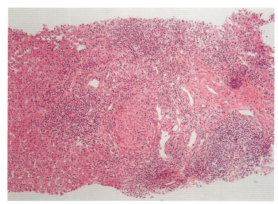

図2　肝臓の組織像，H-E 染色，中倍率像

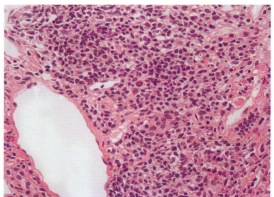

図3　肝臓の組織像，H-E 染色，高倍率像

診断 自己免疫性肝炎

1. 自己免疫性肝炎

自己免疫性肝炎は，肝細胞に対して自己免疫機構が関与する肝炎である．中年以降の女性に好発する．肝炎ウイルス，アルコール，薬物や膠原病などの二次的自己免疫疾患を除外したうえで診断する．

組織学的にウイルス性慢性肝炎と自己免疫性肝炎の組織像は似ているが，慢性ウイルス性肝炎では炎症が門脈域にとどまることが多い．一方，自己免疫性肝炎では炎症が門脈周囲〜肝組織全体に広がり，かつ高度である（**表1**）．

表1　自己免疫性肝炎と慢性ウイルス性肝炎の病理学的比較

	自己免疫性肝炎	慢性ウイルス性肝炎
炎症・壊死	● 炎症 　・リンパ球＋形質細胞 　・肝全体に広がる ● 肝細胞の壊死・脱落 　・高度かつ帯状・架橋性の壊死	● 炎症 　・主にリンパ球 　・門脈域が主体 ● 肝細胞の壊死・脱落 　・軽度で門脈周囲が多い
線維化	● 軽度 　・発見・治療が遅れると，重症化，肝硬変に至る	● 中等度〜高度 　・末期には肝硬変に進行する

2. 自己免疫性疾患

免疫とは生体が自分自身を正常に「自己」と認識でき，自分以外の非自己を適切に見極めて「非自己」を排除する機構である．一般的に非自己は細菌やウイルスなどの病原菌移植臓器を指すが，免疫機構が正常に機能しなくなると，生体が自分自身の細胞や組織を攻撃してしまう．この病態を自己免疫性疾患と呼ぶ．

病理診断　ここがポイント

《**自己免疫性肝炎の病理学的な観察法**》
- **組織所見**
  - 色：紫色（炎症細胞），ピンク色（フィブリン析出，壊死）．
  - 細胞：リンパ球，形質細胞の浸潤．既存の肝細胞は炎症により破壊される．

解説

1. 病歴から

中年女性の発熱，黄疸の症状があり，輸血歴，飲酒歴などはなく，自己抗体が陽性である．自己免疫性肝炎を最も考える．

17　自己免疫性疾患は，自分の細胞・組織を標的にして炎症が起こる

2. 正常の肝臓

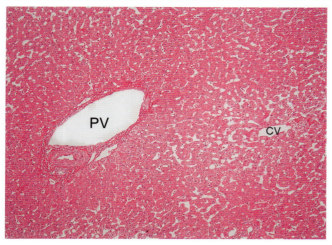

図4 正常肝臓の組織像, H-E染色, 低倍率像
- 肝臓には, 門脈(PV)と中心静脈(CV)の静脈が存在し, 門脈と中心静脈の周囲には肝細胞が密に存在する.

3. 自己免疫性肝炎

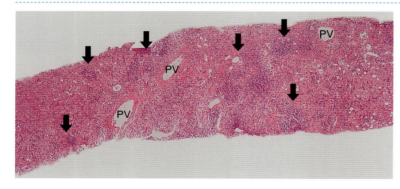

図5 自己免疫性肝炎の組織像, H-E染色, 低倍率像
- 門脈(PV). 炎症細胞浸潤を認める(➡).

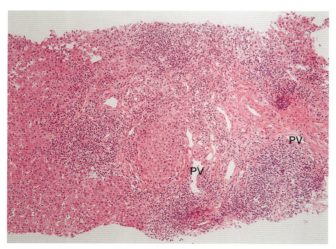

図6 自己免疫性肝炎の組織像, H-E染色, 中倍率像
- 肝組織の構造は炎症細胞浸潤により不明瞭となっている.

4. 正常の肝臓

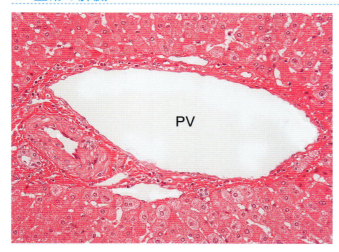

図7 正常肝臓の組織像，H-E染色，高倍率像
- 門脈(PV)を示す．
- 門脈周囲には炎症細胞浸潤はない．

5. 自己免疫性肝炎

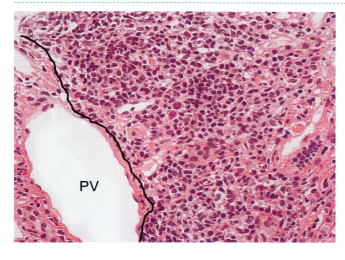

図8 自己免疫性肝炎の組織像，H-E染色，高倍率像
- 門脈(PV)の右側(実線)に炎症細胞浸潤を認める．
- リンパ球と形質細胞が混在する慢性炎症である．

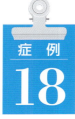

症例 18　腫瘍—癌

癌は色と形で判定する

60歳, 男性. 約1か月前より便秘, 下痢を繰り返していた. 便が細くなり, 血が混ざっていた. 5 kgの体重減少, 食欲不振も認められたため, 受診した.
　現症：直腸診にて腫瘤を触れる.
　検査所見：便検査にて潜血陽性. 大腸内視鏡検査にて直腸に腫瘤を認める.
　大腸の腫瘍切除術が施行された. 大腸腫瘍の肉眼像(図1, 2), 組織像(図3, 4)を示す.

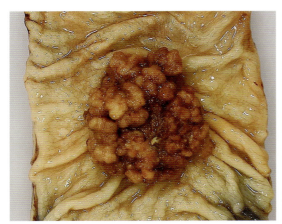

図1　大腸腫瘍の肉眼所見

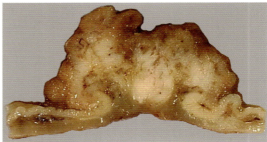

図2　大腸腫瘍の断面像

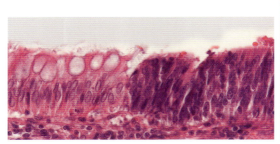

図3　大腸腫瘍の組織像, H-E染色, 高倍率像

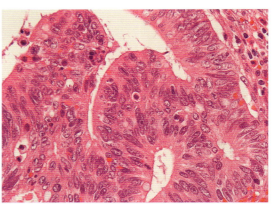

図4　大腸腫瘍の組織像, H-E染色, 高倍率像

118　Ⅱ　病理診断ケーススタディ

診断 大腸癌

1. 大腸癌

　大腸癌は，大腸（盲腸，結腸および直腸）に発生する悪性腫瘍である．厚生労働省の「患者調査」の平成26（2014）年調査によると，悪性新生物（いわゆる癌）の総患者数（継続的な治療を受けていると推測される患者数）は162万6,000人，そのうち「結腸および直腸の悪性新生物（いわゆる大腸癌）」の総患者数は26万1,000人（男性15万人，女性11万1,000人）とされる（厚生労働省．https://www.mhlw.go.jp/toukei/saikin/hw/kanja/14/dl/05.pdf）．大腸癌の組織型で最も多いのは腺癌で，全体の95％を占める（国立がん研究センター．https://www.ncc.go.jp）．

2. 癌

　癌は上皮から発生する悪性腫瘍である．上皮とは生体表面を覆う細胞の総称で，防御・分泌・排泄の機能がある．

　一般的に上皮は扁平上皮，移行上皮，腺上皮の3つに分類される．

- 扁平上皮：皮膚の表皮，口腔・咽頭・喉頭，食道，腟の上皮に分布する．
- 移行上皮：膀胱・尿管・腎盂に分布する．
- 腺上皮：上記以外，生体の多くの臓器に分布する．

　扁平上皮および移行上皮の主な機能は体外からの刺激に対する防御である．一方，腺上皮の機能はさまざまな物質の分泌・排泄である．この3種類の上皮から発生する癌の主な組織型は，それぞれ扁平上皮癌，尿路上皮癌，腺癌と呼ばれる（表1）．

　正常組織と大腸癌の病理学的な違いを表2に示す．

表1 癌の分類

臓器		臨床名	癌の組織型
消化器系	消化管	食道癌	扁平上皮癌
		胃癌	腺癌
		大腸癌	
	肝胆膵	肝細胞癌	腺癌
		胆嚢癌，胆管癌	
		膵癌	
呼吸器系		肺癌	腺癌，扁平上皮癌，小細胞癌
泌尿器系		腎細胞癌	腺癌
		膀胱，尿管，腎盂癌	尿路上皮癌
生殖器系		前立腺癌	腺癌
		子宮頸癌	扁平上皮癌
		子宮体癌	腺癌
		卵巣癌	
		乳癌	
内分泌系		甲状腺癌	腺癌
		副腎癌	
皮膚		皮膚癌，有棘細胞癌	扁平上皮癌

表2 正常組織と大腸癌の病理学的な違い

		正常組織	大腸癌
細胞	核	ヘマトキシリンに淡染する	ヘマトキシリンに濃染する
	大きさ	小型	大型化
	形	円形～類円形	不整形
	配列	規則的	不規則
	核小体	目立たない	大型化
	細胞質	豊富で，核・細胞質比は低い	減少し，核・細胞質比は高い
	核分裂像	目立たない	増加
構造	腺構造	規則的	不規則，多く分岐，融合状
	分化および極性	あり	喪失
浸潤		なし	血管・リンパ管・周囲組織に浸潤あり

病理診断 ここがポイント

《大腸癌の病理学的な観察法》

■ **肉眼所見**
- 色：白色（腫瘍），ときに茶色が混在（出血）.
- 形：不整な腫瘤を形成する.

■ **組織所見**
- 色：紫色（細胞核），ピンク色（壊死物質，出血）.
- 構造：不規則な形状の上皮が多い（構造異型）.
- 細胞：核が大きい，核の大きさがばらばら，核の中心にある核小体が目立つ（細胞異型）.

解説

1. 病歴から

　血便，体重減少といった症状，現症（直腸腫瘍）および検査（便潜血陽性，大腸内視鏡）に基づいて，大腸の腫瘍切除術が施行された．確定は腫瘍の組織診断による．

2. 正常大腸

　消化管は粘膜上皮，粘膜下層，（平滑筋からなる）固有筋層に分類される．固有筋層の外側には漿膜が存在するが図には示さない．

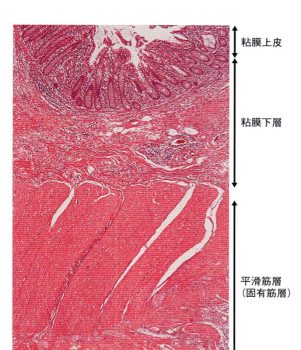

図5　正常大腸の組織像，H-E染色，低倍率像
- 大腸を含む消化管組織は粘膜上皮，粘膜下層，平滑筋層（固有筋層）に分類される．
- 癌は上皮から発生し，進行すると下方（粘膜下層，平滑筋層）に浸潤する．

3. 大腸癌

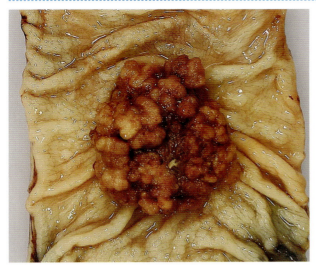

図6 大腸癌の肉眼像
- 通常，癌の色調は白色である．
- 癌を栄養する血管が増加したり出血が起こると，赤血球色素で茶褐色にみえる．
- 癌は不整形で大きく突出する．

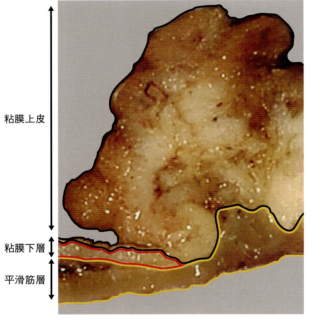

図7 大腸癌の断面像
- 癌（実線），粘膜下層（赤線），平滑筋層（黄色線）を示す．
- 癌は正常上皮から連続して発生し，大きくなると上方への隆起に加えて，下方に浸潤する．

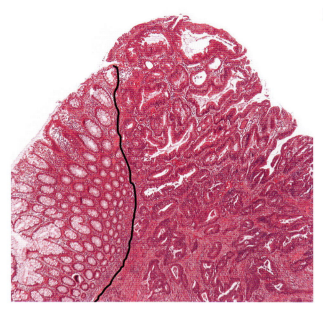

図8　大腸癌の組織像，H-E染色，低倍率像

- 実線の左側に正常粘膜，右側に癌を示す．
- 癌は，腺の密度が高くなる．粘膜上皮と粘膜下層の境界は不明瞭となり，下方に癌が浸潤している．

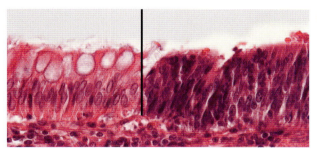

図9　大腸癌の組織像，H-E染色，高倍率像

- 実線の左側に正常粘膜，右側に癌を示す．
- 正常上皮から連続して癌が発生している．

4. 正常大腸と癌の比較

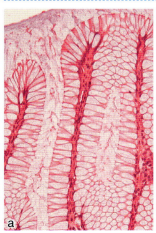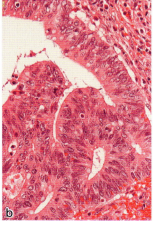

図10　大腸の組織像，H-E染色，中倍率像

- 正常大腸組織（a）と，癌（b）を示す．
- 正常腺管はほぼまっすぐに伸び，粘液（杯細胞）を有するため淡く明るい．癌の腺管は不規則に曲がり，融合状になる．
- 正常上皮の核は小さく，腺の下側（基底層）に配列する．癌細胞の核は紫色（ヘマトキシリン）が濃く，細胞全体を占め，大型化・配列の乱れを認める．核の中心には明瞭な核小体を認める．

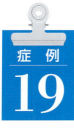

症例 19 腫瘍—悪性腫瘍, 肉腫
Kaposi 肉腫は肉眼的に紫色

45歳, 男性. 同性愛者, HIV抗体陽性患者. 約1か月前より下腿に多発する紫色の腫瘤が出現した. 徐々に大きくなってきたため病院を受診した. 確定診断のために皮膚の組織生検が施行された.
現症：下腿に最大2cmの多発する紫色の扁平な腫瘤を認める.
検査所見：CD4陽性リンパ球 200/μL, HIV ウイルス量 $1.0×10^5$ copy/mL.
皮膚の肉眼像(図1)および組織像を示す(図2, 3).

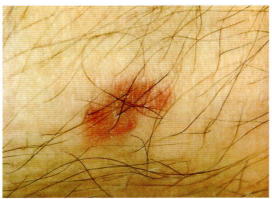

図1　皮膚の肉眼像

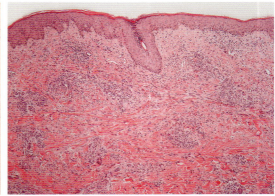

図2　皮膚の組織像, H-E染色, 低倍率像

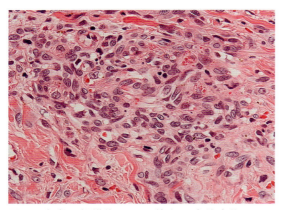

図3　皮膚の組織像, H-E染色, 高倍率像

診断 Kaposi 肉腫

1. Kaposi 肉腫

　　Kaposi 肉腫は皮膚科医である Kaposi により，「特発性多発性色素沈着性肉腫」として，1872 年に初めて報告された．当初は地中海沿岸，アフリカなどの風土病と考えられていたが，1980 年代以降，AIDS 患者，特に男性同性愛者で高率に認められた．1994 年，Chang らが Kaposi 肉腫病理組織からウイルス遺伝子の一部を検出したことで発癌性ウイルス性腫瘍として認識された．

　　Kaposi 肉腫では全例に Kaposi 肉腫関連ヘルペスウイルス〔Kaposi's sarcoma-associated herpesvirus(KSHV)．別名：ヒトヘルペスウイルス-8(HHV-8)〕が検出される．血管内皮細胞抗原および Kaposi 肉腫関連ヘルペスウイルスを証明することにより，確定診断が下される．

　　KSHV は B リンパ球に感染したあとに血管内皮細胞へ感染し，Kaposi 肉腫が発生する．Kaposi 肉腫の肉眼像は紅斑期，局面期，結節期と病期により異なり多彩であり，ときに病変は全身に多発する．

2. 肉腫

　　肉腫(sarcoma)は癌，血液系腫瘍，脳腫瘍を除いたすべての非上皮性悪性腫瘍を指す．血管，骨，軟骨，脂肪，筋肉，末梢神経などの組織から発生する．肉腫は悪性腫瘍全体の約 1% と少ないが，年齢・発生部位が広く確定が難しい．病理診断で確定する．

　　血管肉腫は，血管に似た細胞が増殖する腫瘍である．良性の血管腫は真の腫瘍というよりは一種の奇形(過誤腫)と考えられている．一方，悪性の血管系腫瘍は血管肉腫と呼ばれ，Kaposi 肉腫はその 1 つである．

　　肉腫の組織由来による分類を**表 1** に示す．

表 1　肉腫の組織由来による分類

	病理診断名	典型的な組織像
血管	血管肉腫，Kaposi 肉腫など	悪性の血管内皮細胞腫瘍で，血管腔に赤血球を容れる
脂肪組織	脂肪肉腫	脂肪組織に似る
骨	骨肉腫	未熟な骨組織(類骨)を形成する
軟骨	軟骨肉腫	軟骨組織に似て，軟骨基質を形成する
筋組織	平滑筋肉腫，横紋筋肉腫	筋肉組織に似る
末梢神経	悪性末梢神経鞘腫瘍	末梢神経組織に似る

病理診断　ここがポイント

《Kaposi 肉腫の病理学的な観察法》
- **肉眼所見**
  - 色：紫色．血管の色に似る．
  - 形：表皮下に存在し，硬い．
- **組織所見**
  - 色：紫色（細胞核），ピンク色（赤血球，血液）．
  - 構造：血管に似た構造．腫瘍性の血管内皮細胞増殖で，内部に赤血球を含有する．
  - 細胞：血管内皮に似た紡錘形〜楕円形の核．

解説

1. 病歴から

　　CD4 陽性リンパ球が減少した AIDS 患者にみられる皮膚病変と特徴的な肉眼所見から，Kaposi 肉腫と診断する．

　　AIDS では CD4 陽性リンパ球数減少に伴い，種々の日和見感染症や悪性腫瘍が出現する（**図 4**）．

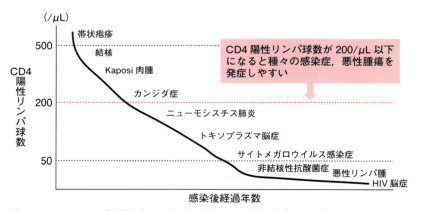

図 4　CD4 リンパ球数別の日和見感染症・悪性腫瘍との関連

〔国立国際医療センター　エイズ治療・研究開発センター　ACC 患者ノート
http://mos-jp.com/acc/part_a/sec1-5.html より改変〕

2. 正常皮膚

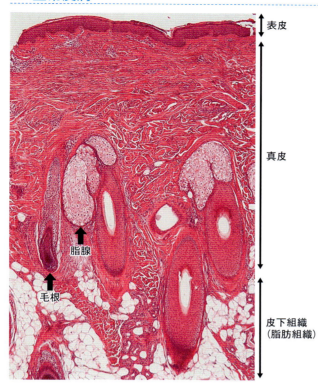

図5 正常皮膚の組織像, H-E染色, 低倍率像
- 皮膚は表面から表皮, 真皮, 皮下(脂肪)組織の3つに分類される.
- 皮下(脂肪)組織から血管が出入りし, 真皮まで分布する.

3. Kaposi 肉腫

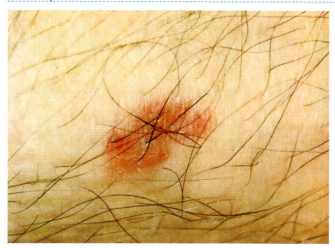

図6 Kaposi 肉腫の肉眼像
- 表皮下に存在し, 赤血球を含むため赤紫色にみえる.

4. 正常皮膚

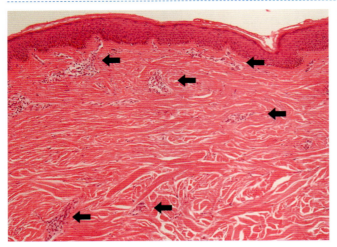

図7 正常皮膚の組織像，H-E染色，低倍率像
- 真皮内の血管（→）を示す．血管の数は少なく，ヘマトキシリン濃染性はない．

5. Kaposi 肉腫

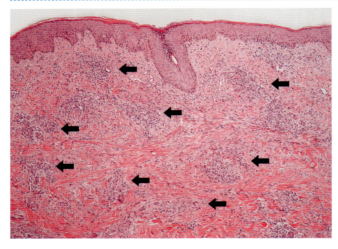

図8 Kaposi 肉腫の肉眼像，H-E染色，低倍率像
- Kaposi 肉腫（→）を示す．腫瘍血管の数は増加し，ヘマトキシリンの濃染性は高い．

6. 正常皮膚

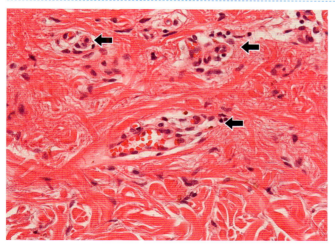

図9　正常皮膚の組織像，H-E染色，高倍率像
- 正常血管（➡）を示す．血管内には赤血球を含む．

7. Kaposi 肉腫

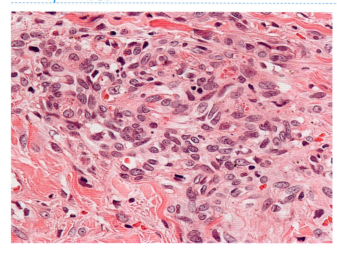

図10　Kaposi 肉腫の組織像，H-E染色，高倍率像
- ヘマトキシリンが濃染した紡錘形～楕円形核を有する細胞が増加する．

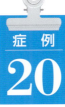

症例 20 腫瘍—造血器悪性腫瘍

Hodgkin リンパ腫は，過去に炎症性疾患と考えられていた

60歳，男性．2か月前から高熱と無熱を交互に繰り返していた．体重減少と寝汗があり，頸部リンパ節腫大が出現したため，病院を受診した．

現症：体温38.0℃，頸部に無痛性の腫大したリンパ節を複数認める．

生検されたリンパ節の組織像を示す（図1～3）．

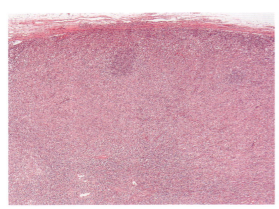

図1　リンパ節の組織像，H-E染色，低倍率像

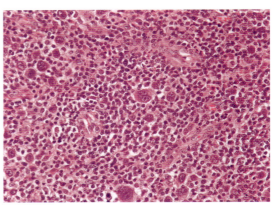

図2　リンパ節の組織像，H-E染色，中倍率像

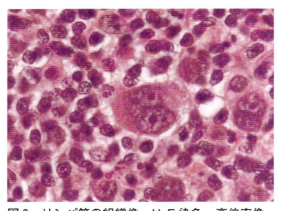

図3　リンパ節の組織像，H-E染色，高倍率像

診断 Hodgkin リンパ腫

1. Hodgkin リンパ腫

　本腫瘍は特徴的な腫瘍細胞が出現する B 細胞性(B リンパ球性)悪性リンパ腫である.

　1832 年,英国の Thomas Hodgkin 医師により,「Hodgkin 病」として初めて報告された.病理組織学的に Hodgkin 細胞(単核腫瘍細胞)あるいは Reed-Sternberg 細胞(鏡面形成する二核の大型腫瘍細胞)や lymphocyte predominant 細胞(ポップコーンに似た腫瘍細胞)を認める.

　組織学的に炎症性背景の中にこれら腫瘍細胞がごく少数しか存在しないため,炎症や肉芽腫性疾患といわれてきた.1990 年代に免疫グロブリン重鎖遺伝子(*IgH*)の腫瘍性再構成が証明され,悪性リンパ腫に分類された.

　歴史的に悪性リンパ腫は「Hodgkin リンパ腫(Hodgkin 病)」と「非 Hodgkin リンパ腫」に分けられていた(**表 1**).非 Hodgkin リンパ腫は,「Hodgkin 以外の」リンパ腫を含む広い腫瘍群である.近年,分子・遺伝子学的手法を用いた WHO 分類により,非 Hodgkin リンパ腫は B 細胞性,T 細胞性および NK/T 細胞性に細分類されている.

表 1　Hodgkin リンパ腫と非 Hodgkin リンパ腫の主な違い

	Hodgkin リンパ腫	非 Hodgkin リンパ腫
概念	• B 細胞性リンパ腫,特徴的な腫瘍細胞を認める:Hodgkin 細胞,Reed-Sternberg 細胞,lymphocyte predominant 細胞	• Hodgkin リンパ腫以外のリンパ腫.B 細胞性,T 細胞性,NK/T 細胞性に分類される
分類	• 古典的 Hodgkin リンパ腫 　・結節硬化型 　・リンパ球豊富型 　・混合細胞型 　・リンパ球減少型 • 結節性リンパ球優位型 Hodgkin リンパ腫	• B 細胞性 　・濾胞リンパ腫,びまん性大細胞型 B 細胞性リンパ腫など • T 細胞性 　・成人 T 細胞性白血病・リンパ腫,菌状息肉症など • NK/T 細胞性 　・鼻型節外性 NK/T 細胞性リンパ腫など

2. 造血器悪性腫瘍，悪性リンパ腫

造血器悪性腫瘍とは，血液・骨髄・リンパ節が侵される悪性腫瘍の総称であり，白血病，骨髄腫，悪性リンパ腫などがある．

悪性リンパ腫とは，免疫系を構成するリンパ組織が悪性化したものである．悪性リンパ腫はリンパ節組織またはリンパ節外組織から発生する．リンパ節は頭頸部，腋窩（脇），縦隔（胸腔内），腹部などに分布する．リンパ節外組織は胸腺，扁桃腺，脾臓，消化管粘膜組織などがある．

病理診断　ここがポイント

《悪性リンパ腫の病理学的な観察法》

■ **肉眼所見**
- 形：リンパ節は腫大し（1 cm 以上），数も増える．不整形である．
- 色：白色．

■ **組織所見**
- 色：紫色（腫瘍細胞の核），ピンク色（腫瘍細胞の細胞質）．
- 細胞：Hodgkin リンパ腫では特徴的な腫瘍細胞を認める．単核（Hodgkin 細胞），二核（Reed-Sternberg 細胞），多核で大型．
- 大きさ：正常リンパ球は 6〜15 μm で，大型リンパ球は約 2 倍以上の大きさになる．Reed-Sternberg 細胞は，約 40 μm まで大きくなる．

解説

1. 病歴から

長期間持続する高熱と無熱の繰り返し（Pel-Ebstein 熱），体重減少，寝汗と頸部リンパ節腫大から悪性リンパ腫（Hodgkin リンパ腫）を疑う．

2. 正常リンパ節

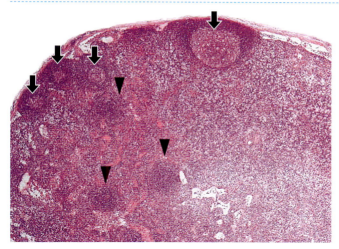

図4　正常リンパ節の組織像，H-E染色，低倍率像
- 一次リンパ濾胞を(▶)，二次リンパ濾胞を(➡)で示す．
- 一次リンパ濾胞は周囲より暗く，二次リンパ濾胞は明るくみえる．

3. Hodgkinリンパ腫

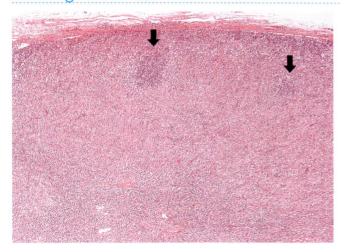

図5　Hodgkinリンパ腫の組織像，H-E染色，低倍率像
- 残存するリンパ濾胞を示す(➡)．
- 正常のリンパ節構造はほとんど消失している．

4. 正常リンパ濾胞

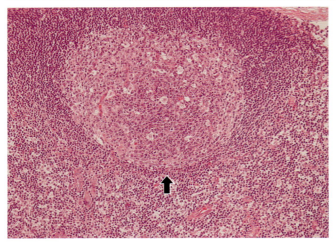

図6　正常リンパ濾胞の組織像，H-E 染色，中倍率像
- 二次リンパ濾胞を示す(➡)．
- 二次リンパ濾胞は活性化されたリンパ球が集合しており，周囲より明るくみえる．

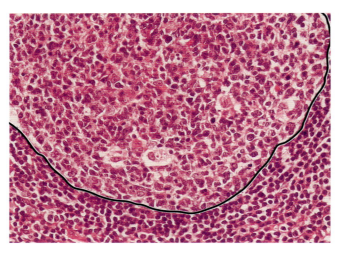

図7　正常リンパ濾胞の組織像，H-E 染色，中倍率像
- 二次リンパ濾胞を実線で示す．
- 活性化されたリンパ球は大きくなる．

5. Hodgkin リンパ腫

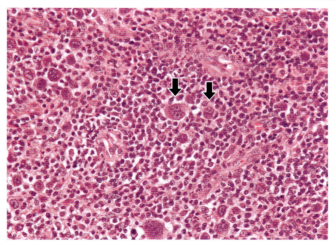

図8 Hodgkin リンパ腫の組織像，H-E 染色，中倍率像
- Reed-Sternberg 細胞を示す（➡）．
- 細胞は大型で二核，数は少ない．

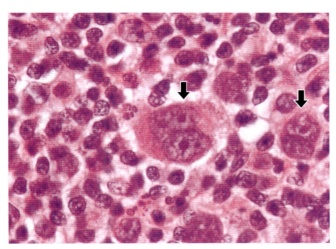

図9 Reed-Sternberg 細胞，H-E 染色，高倍率像
- Reed-Sternberg 細胞を示す（➡）．
- 二核で鏡面像をとる．

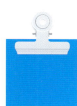

参考文献

【Ⅰ 病理診断のルール】

1　肉眼診断のルール―白は悪性腫瘍

1) Schwartz DA: Cell adaptation, injury and death. *In* Strayer DS, Rubin E (eds): Rubin's pathology: Clinicopathologic foundations of medicine, 7th ed. pp31-56, Wolters Kluwer Health, 2015
2) Mitchell RN: Cell injury, cell death and adaptations. *In* Kumar V, Abbas AK, et al: Robbins basic pathology, 10th ed. pp3-53, Elsevier, 2018

2　ミクロは紫色とピンク色

1) Schwartz DA: Cell adaptation, injury and death. *In* Strayer DS, Rubin E (eds): Rubin's pathology: Clinicopathologic foundations of medicine, 7th ed. pp31-56, Wolters Kluwer Health, 2015
2) Mitchell RN: Cell injury, cell death and adaptations. *In* Kumar V, Abbas AK (eds): Robbins basic pathology, 10th ed. pp3-53, Elsevier, 2018
3) 廣井禎之, 緒方衞, 他：5 組織染色法 ヘマトキシリン・エオジン染色. 基礎病理技術学, pp32-36, 病理技術研究会, 2013

【Ⅱ 病理診断ケーススタディ】

症例1　劇症肝炎は大量の細胞の死

1) Suriawinata AA, Thung SN: The Liver and Biliary System. *In* Strayer DS, Rubin E (eds): Rubin's pathology, Clinicopathologic foundations of medicine, 7th ed. pp825-886, Wolters Kluwer Health, 2015.
2) Theise ND: Liver and Gallbladder. *In* Kumar V, Abbas AK, et al (eds): Robbins basic pathology, 10th ed. pp637-678, Elsevier, 2018
3) Ichai P, Samuel D: Etiology and prognosis of fulminant hepatitis in adults. Liver Transpl 14 Suppl 2: S67-79, 2008
4) Lee WM: Acute liver failure. Semin Respir Crit Care Med 33: 36-45, 2012
5) Lefkowitch JH: The pathology of acute liver failure. Adv Anat Pathol 23: 144-158, 2016
6) Strayer DS, Rubin E (eds): Cell Adaptation, Injury and Death. *In* Strayer DS, Rubin E (eds): Rubin's pathology, Clinicopathologic foundations of medicine, 7th ed. pp3-54, Wolters Kluwer Health, 2015
7) Mitchell RN: Cell injury, cell death and adaptations. *In* Kumar V, Abbas AK, et al (eds): Robbins basic pathology, 10th ed. pp31-56, Elsevier, 2018

症例2　細胞は脱落すれば線維に置き換わる

1) Strayer DS, Rubin E: Repair, regeneration and fibrosis. *In* Strayer DS, Rubin E (eds): Rubin's Pathology, Clinicopathologic foundations of medicine, 7th ed. p122, Wolters Kluwer, 2015
2) Strayer DS, Rubin E: Cell adaptation. *In* Strayer DS, Rubin E (eds): Rubin's Pathology, Clinicopathologic foundations of medicine, 7th ed. p10, Wolters Kluwer, 2015
3) Strayer DS, Rubin E: The liver and biliary system. *In* Strayer DS, Rubin E (eds): Rubin's Pathology, Clinicopathologic foundations of medicine, 7th ed. pp856-857, Wolters Kluwer, 2015
4) Anirban M: Tissue repair. *In* Kumar V, Abbas AK, et al (eds): Robbins basic pathology, 10th ed. pp94-95, Elsevier, 2018
5) Anirban M: Intracellular accumulations. *In* Kumar V, Abbas AK, et al (eds): Robbins basic pathology, 10th ed. p51, Elsevier, 2018
6) Anirban M: Alcoholic and nonalcoholic fatty liver disease. *In* Kumar V, Abbas AK, et al (eds): Robbins basic pathology, 10th ed. pp652-656, Elsevier, 2018

症例3　副腎皮質の萎縮は命にかかわる

1) Strayer DS: Cell adaptation, injury and death. *In* Strayer DS, Rubin E (eds): Rubin's pathology, Clinicopathologic foundations of medicine, 7th ed. pp15-16, Wolters Kluwer Health, 2015
2) Mitchell RN: Cell injury, cell death, and adaptations. *In* Kumar V, Abbas AK, et al (eds): Robbins basic pathology, 10th ed. p50, Elsevier, 2018

症例4　大きくなっても規律正しく

1) Merino MJ: The Endocrine System. *In* Strayer DS, Rubin E (eds): Rubin's pathology, Clinicopathologic foundations of medicine, 7th ed. pp1185-1188, Wolters Kluwer Health, 2015
2) Maitra A: Endocrine System. *In* Kumar V, Abbas AK, et al (eds): Robbins basic pathology, 10th ed. pp755-757, Elsevier, 2018

3) Mitchell RN: Cell injury, cell death, and adaptations. *In* Kumar V, Abbas AK, et al (eds): Robbins basic pathology, 10th ed. pp49–50, Elsevier, 2018
4) Strayer DS, Rubin E: Metaplasia. *In* Strayer DS, Rubin E (eds): Rubin's pathology, Clinicopathologic foundations of medicine, 7th ed. pp13–14, Wolters Kluwer Health, 2015

症例5 化生は細胞の七変化

1) Wiener CM, Harrison TR: Harrison's principles of internal medicine: Self-assessment and board review, 19th ed. pp.vi, 666, McGraw-Hill Education, 2017
2) Strayer DS, Rubin E: Metaplasia. *In* Rubin's pathology: Clinicopathologic foundations of medicine, 7th ed. pp13–14, Wolters Kluwer Health, 2015
3) Kumar V, Abbas AK, et al (eds): Robbins basic pathology, 10th ed. pp50–51 Elsevier, 2018

症例6 潰瘍は肉芽組織により修復される

1) Sephel GC: Repair. *In* Strayer DS, Rubin E (eds): Rubin's pathology: Clinicopathologic foundations of medicine, 7th ed. pp107–119, Wolters Kluwer Health, 2015
2) Mitchell RN: Inflammation and repair. *In* Kumar V, Abbas AK, et al (eds): Robbins basic pathology, 10th ed. pp57–96, Elsevier, 2018
3) Ito S, Winchester RJ: The fine structure of the gastric mucosa in the bat. J Cell Biol 16: 541–577, 1963

症例7 うっ血は血管の中，水腫は血管の外

1) Wiener CM: Disorders of the heart. *In* Harrison's principles of internal medicine: Self-assessment and board review, 19th ed. pp1500–1506, McGraw-Hill Education, 2017
2) McManus BM: Passive hyperemia (congestion). *In* Strayer DS, Rubin E, et al (eds): Rubin's pathology: Clinicopathologic foundations of medicine, 7th ed. pp301–302, Wolters Kluwer Health, 2015
3) Mitchell RN: Hyperemia and congestion. *In* Kumar V, Abbas A, et al (eds): Robbins basic pathology, 10th ed. pp97–100, Elsevier, 2018

症例8 梗塞は血流の遮断により起こる

1) Fuller GN: Cerebrovascular disorders. *In* Strayer DS, Rubin E, et al (eds): Rubin's pathology: Clinicopathologic foundations of medicine, 7th ed. pp1425–1435, Wolters Kluwer Health, 2015
2) Frosch MP: Cerebrovascular diseases. *In* Kumar V, Abbas AK, et al (eds): Robbins basic pathology, 10th ed. pp852–857, Elsevier, 2018
3) 篠原治道：中枢神経系解剖実習の要点．p95，最新医学社，2003
4) 平田幸男：ヒトの脳：神経解剖学・組織学アトラス．p278，文光堂，2006

症例9 血栓塞栓は遠いところから飛んでくる

1) McManus BM: Embolism. *In* Strayer DS, Rubin E, et al (eds): Rubin's pathology: Clinicopathologic foundations of medicine, 7th ed. pp307–309, Wolters Kluwer Health, 2015
2) Husain AN: Pulmonary diseases of vascular origin. *In* Kumar V, Abbas AK, et al (eds): Robbins basic pathology, 10th ed. pp515–517, Elsevier, 2018

症例10 ショックをきたすと組織はピンク色になる

1) McManus BM: Shock. *In* Strayer DS, Rubin E, et al (eds): Rubin's pathology: Clinicopathologic foundations of medicine, 7th ed. pp320–325, Wolters Kluwer Health, 2015
2) Mitchell RN: Shock. *In* Kumar V, Abbas AK, et al (eds): Robbins basic pathology, 10th ed. pp115–119, Elsevier, 2018
3) Singer M, Deutschman CS, et al: The third international consensus definitions for sepsis and septic shock (Sepsis-3). JAMA 315: 801–810, 2016
4) Kalantari A, Mallemat H, et al: Sepsis definitions. The search for gold and what CMS got wrong. West J Emerg Med18: 951–956, 2017
5) Cawcutt KA, Peters SG: Severe sepsis and septic shock. Clinical overview and update on management. Mayo Clin Proc 89: 1572–1578, 2014

症例11 大葉性肺炎は孔を通して炎症が広がる

1) Beasley MB: The respiratory system. *In* Strayer DS, Rubin E, et al (eds): Rubin's pathology: Clinicopathologic foundations of medicine, 7th ed. pp679–749, Wolters Kluwer Health, 2015
2) Husain AN: Pulmonary infection. *In* Kumar V, Abbas AK, et al (eds): Robbins basic pathology, 10th ed. pp519–537, Elsevier, 2018
3) Murphy HS: Inflammation. *In* Strayer DS, Rubin E, et al (eds): Rubin's pathology: Clinicopathologic foundations of medicine, 7th ed. pp55–94, Wolters Kluwer Health, 2015
4) Mitchell RN: Inflammation and repair. *In* Kumar V, Abbas AK, et al (eds): Robbins basic pathology, 10th ed. pp57–96, Elsevier, 2018

症例12 特異的炎症は肉芽腫と巨細胞を探す

1) Guerin L: Inflammatory bowel disease. *In* Strayer DS, Rubin E, et al (eds): Rubin's pathology: Clinicopathologic foundations of medicine, 7th ed. pp803–809, Wolters Kluwer Health, 2015
2) Mitchell RN: Inflammatory intestinal disease. *In* Kumar V, Abbas AK, et al (eds): Robbins basic pathology, 10th ed. pp620–626, Elsevier, 2018

3) Murphy HS: Inflammation. *In* Strayer DS, Rubin E, et al (eds): Rubin's pathology: Clinicopathologic foundations of medicine, 7th ed. pp91-92, Wolters Kluwer Health, 2015
4) Mitchell RN: Hypersensitivity. *In* Kumar V, Abbas AK, et al (eds): Robbins basic pathology, 10th ed. pp134-145, Elsevier, 2018

症例 13　ウイルス感染症の診断は，封入体を探そう

1) Fuller GN: The central nervous system. *In* Strayer DS, Rubin E, et al (eds): Rubin's pathology: Clinicopathologic foundations of medicine, 7th ed. pp1413-1501, Wolters Kluwer Health, 2015
2) Frosch MP: Central nervous system. *In* Kumar V, Abbas AK, et al (eds): Robbins basic pathology, 10th ed. pp849-888, Elsevier, 2018
3) Padgett BL, Walker DL, et al: Cultivation of papova-like virus from human brain with progressive multifocal leucoencephalopathy. Lancet: 1257-1260, 1971
4) Schwartz DA: Infectious and parasitic diseases. *In* Strayer DS, Rubin E, et al (eds): Rubin's pathology: clinicopathologic foundations of medicine, 7th ed. pp367-473, Wolters Kluwer Health, 2015
5) McAdam AJ: General pathology of infectious diseases. *In* Kumar V, Abbas AK, et al (eds): Robbins basic pathology, 10th ed. pp341-360, Elsevier, 2018

症例 14　膿は好中球の塊

1) Schwartz DA: Infectious and Parasitic Diseases. *In* Strayer DS, Rubin E, et al (eds): Rubin's pathology: Clinicopathologic foundations of medicine, 7th ed. pp329-433, Wolters Kluwer Health, 2015
2) Saffitz JE: The heart. *In* Strayer DS, Rubin E, et al (eds): Rubin's pathology: Clinicopathologic foundations of medicine, 7th ed. pp479-536, Wolters Kluwer Health, 2015
3) Beasley MB: Tuberculosis is the classic granulomatous infection. *In* Kumar V, Abbas AK, et al: Robbins basic pathology, 10th ed. pp691-693, Elsevier, 2018
4) Que Y, Moreillon P: Staphylococcus aureus. *In* Bennet JE, Dolin R, et al: Principles and Practice of Infectious Diseases, 8th ed. pp2237-2271, Elsevier, 2015

症例 15　チーズ様壊死は脂質を多く含む

1) Husain AN: Tuberculosis. *In* Strayer DS, Rubin E, et al (eds): Rubin's pathology: Clinicopathologic foundations of medicine, 7th ed. pp526-532, Wolters Kluwer Health, 2015
2) Beasley MB: Tuberculosis is the classic granulomatous infection. *In* Kumar V, Abbas AK, et al (eds): Robbins basic pathology, 10th ed. pp691-693, Elsevier, 2018

症例 16　感染症の病理像は，宿主の免疫状態に依存する

1) Schwartz DA: Infectious and parasitic diseases. *In* Strayer DS, Rubin E, et al (eds): Rubin's pathology: Clinicopathologic foundations of medicine, 7th ed. p435, Wolters Kluwer Health, 2015
2) McAdam AJ: General pathology of infectious diseases. *In* Kumar V, Abbas AK, et al (eds): Robbins basic pathology, 10th ed. pp343-345, Elsevier, 2018

症例 17　自己免疫性疾患は，自分の細胞・組織を標的にして炎症が起こる

1) Suriawinata AA: The liver and biliary system. *In* Strayer DS, Rubin E, et al (eds): Rubin's pathology: Clinicopathologic foundations of medicine, 7th ed. pp852-854, Wolters Kluwer Health, 2015
2) Theise ND: General pathology of infectious diseases. *In* Kumar V, Abbas AK, et al (eds): Robbins basic pathology, 10th ed. p651, Elsevier, 2018

症例 18　癌は色と形で判定する

1) Schwartz DA: Neoplasia. *In* Strayer DS, Rubin E, et al (eds): Rubin's pathology: Clinicopathologic foundations of medicine, 7th ed. pp169-241, Wolters Kluwer Health, 2015
2) Maitra A: Neoplasia. *In* Kumar V, Abbas AK, et al (eds): Robbins basic pathology, 10th ed. pp189-242, Elsevier, 2018

症例 19　Kaposi 肉腫は肉眼的に紫色

1) Schwartz DA: Neoplasia. *In* Strayer DS, Rubin E, et al (eds): Rubin's pathology: Clinicopathologic foundations of medicine, 7th ed. pp169-241, Wolters Kluwer Health, Philadelphia, 2015
2) Maitra A: Neoplasia. *In* Kumar V, Abbas AK, et al (eds): Robbins basic pathology, 10th ed. pp189-242, Elsevier, 2018

症例 20　Hodgkin リンパ腫は，過去に炎症性疾患と考えられていた

1) Schwartz DA: Neoplasia. *In* Strayer DS, Rubin E, et al (eds): Rubin's pathology: Clinicopathologic foundations of medicine, 7th ed. pp169-241, Wolters Kluwer Health, 2015
2) Maitra A: Neoplasia. *In* Kumar V, Abbas AK, et al (eds): Robbins basic pathology, 10th ed. pp189-242, Elsevier, 2018
3) Stein H, et al: Hodgkin lymphoma. *In* Swerdlow SH: WHO Classification of Tumours of Haematopoietic and Lymphoid Tissues. pp423-442, International Agency for Research on Cancer, Lyon, France, 2017
4) Medeiros LJ, et al: Overview of Hodgkin Lymphomas. *In* Medeiros LJ, et al: Tumors of the Lymph Nodes and Spleen (Atlas of Tumor pathology, Series 4). pp593-610, Armed Forced Institute of Pathology, American Registry of Pathology; Washington DC, 2017
5) Küppers R, et al: Hodgkin disease: Hodgkin and Reed-Sternberg cells picked from histological sections show clonal immunoglobulin gene rearrangements and appear to be derived from B cells at various stages of development. Proc Natl Acad Sci USA 91(23): 10962-6, 1994

【コラム】

「なんだ，これは」

1）Tanaka T, et al: Relationship Among *strongyloides stercoralis* infection, Human T-cell lymphotropic virus type 1 infection, and cancer: A 24-Year cohort inpatient study in Okinawa, Japan. Am J Trop Med Hyg 94: 365-370, 2016
2）Meyers WM, et al: Helminthiases. Pathology of infectious diseases. Vol. v 1. 2000: Armed Forces Institute of Pathology; American Registry of Pathology. pp.xxviii, 530, xxxii

検体の処理法・染色法により，同じ細胞でも違ってみえる

1）Nosaka K, et al: Epidemiological and clinical features of adult T-cell leukemia-lymphoma in Japan, 2010-2011: A nationwide survey. Cancer Sci 108: 2478-2486, 2017

壊死だけだ

1）Bennett JE, Dolin R, et al: Mandell, Douglas, and Bennett's Principles and Practice of Infectious Diseases. 8th ed. Expert consult. 2 v. pp.xxxvii, 35, 77, 120, Elsevier, 2015
2）Procop GW, Pritt BS: Pathology of infectious diseases. Foundations in diagnostic pathology. pp.xiv, 707, Elsevier, 2015

リンパ球性心筋炎

1）高津聖志，清野　宏，他（監訳）：免疫学イラストレイテッド．pp.x，554，南江堂，2009
2）Fung G, et al: Myocarditis. Circ Res 118: 496-514, 2016

いまでは日本でみられない寄生虫症

1）WHO: Schistosomiasis. https://www.who.int/news-room/fact-sheets/detail/schistosomiasis

病理学と医学教育

1）Weinstein RS, et al: Reconciliation of diverse telepathology system designs. Historic issues and implications for emerging markets and new applications. APMIS 120: 256-275, 2012
2）Madabhushi A, Lee G: Image analysis and machine learning in digital pathology: Challenges and opportunities. Med Image Anal 33: 170-175, 2016
3）Saco A, et al: Current status of whole-slide imaging in education. Pathobiology 83: 79-88, 2016
4）Zarella MD, et al: A practical guide to whole slide imaging: A white paper from the digital pathology association. Arch Pathol Lab Med 143: 222-234, 2019

索引

欧文

A

acute lung injury（ALI） 37
acute respiratory distress syndrome（ARDS） 37, 71
acute tubular necrosis（ATN） 71
Addison 病 25
adult T-cell leukemia/lymphoma（ATLL） 29
AIDS 125
apoptosis 13

B

Barrett 食道 38
bronchopneumonia 79

C

Crohn 病 85
―― の組織像 88
―― の大腸内視鏡所見 87

D

diffuse alveolar damage（DAD） 38, 71
diffuse goiter 31

G

Giemsa 染色 29
Grocott 染色 89, 112

H

Hematoxylin-Eosin（H-E）染色 6
―― の染色性 6
halo 95
HHV-8 125
Hodgkin 細胞 131
Hodgkin リンパ腫 131, 132
―― の組織像 133

J・K

JC ウイルス 91
Kaposi 肉腫 125
―― の組織像 129
―― の肉眼像 127
Kaposi 肉腫関連ヘルペスウイルス 125

Kaposi's sarcoma-associated herpesvirus（KSHV） 125
Klebsiella pneumoniae 79

L

LC 19
―― の肉眼像 21
liver cirrhosis 19
lobular pneumonia 79
lymphocyte predominant 細胞 131

M

metaplasia 38
Mucicarmin 染色 89

N

NASH 19
―― の肉眼像 21
necrosis 13
non-alcoholic steatohepatitis 19

P

PAS 染色 10
Pel-Ebstein 熱 132
progressive multifocal leukoencephalopathy（PML） 91
―― の肉眼像 93

R

Reed-Sternberg 細胞 131
―― の組織像 135

S

sarcoma 125
Schistosoma japonicum 107
Staphylococcus aureus 79, 97
Streptococcus pneumoniae 79
Strongyloides stercoralis 17

W・Z

Wright-Giemsa 染色 29
Ziehl-Neelsen 染色 35

和文

あ

悪性黒色腫 3
悪性腫瘍 2, 119
―― , AIDS 126
悪性リンパ腫 131
アスペルギルス 110
アポトーシス 13

い

胃炎 38
胃潰瘍 45
―― の組織像 48
―― の肉眼像 47
胃癌 7
移行上皮 119
萎縮 25
胃の組織像, 正常 7, 46

う

ウイルス感染症 92
うっ血 51

え

エオジン 6, 8
壊死 13, 35
壊死組織 9

お

黄色ブドウ球菌 79, 97
横紋筋 4

か

外胚葉 43
過形成 31
化生 38
過ヨウ素酸シッフ染色 10
癌 119
―― の分類 120
肝硬変 19
―― の肉眼像 21
肝細胞癌 2
カンジダ 110
感染性心内膜炎 97
肝臓
―― のうっ血と中心静脈周囲壊死の肉眼像 75

141

肝臓
　—— の組織像，自己免疫性肝炎 116
　—— の組織像，正常 15
　—— の肉眼像，正常 14, 21, 75
肝中心静脈周囲壊死 71
　—— の組織像 76
乾酪壊死 103

き
気管支上皮化生の組織像 42
気管支肺炎 79
奇形腫 43
急性化膿性炎症 80
急性肝不全 13
急性呼吸促迫症候群 37, 71
急性胆嚢炎 71
急性尿細管壊死 71
　—— の組織像 74
急性肺傷害 37
胸部 CT
　——, ARDS 37
　——, 肺結核 103
　——, 肺水腫 52
局所性浮腫 51

く
空胞変性 25
クリプトコッカス 89

け
劇症肝炎 13
　—— の組織像 16
　—— の肉眼像 15
血液 4
結核 9, 35, 103
血栓 63
血栓塞栓の組織像 66
原発性副腎皮質機能低下症 25

こ
抗酸菌染色 35, 106
好酸性変性 25
甲状腺過形成 31
　—— の組織像 33
　—— の肉眼像 32
甲状腺機能亢進症 31
甲状腺の肉眼像，正常 32
甲状腺濾胞 33
梗塞 57

さ
細菌感染症 97
細胞性免疫 85, 103

し
色素 2
糸球体内微小血栓の組織像 74
自己免疫性肝炎 115
自己免疫性疾患 115
脂質 2
脂肪組織 3
　——, 正常 10
脂肪変性 25
住血吸虫症 107
出血性梗塞 57
腫瘍 5
消化性潰瘍 45
硝子化 28
硝子変性 25
上皮 119
静脈血栓 63
ショック 70
　—— による臓器障害 70
真菌 109
真菌感染症 110
心筋の組織像，正常 8, 99
神経鞘腫 3
進行性多巣性白質脳症 91
　—— の肉眼像 93
腎臓の組織像，正常 73
心臓の肉眼像 4
腎膿瘍 109
　—— の組織像，真菌感染症 112
　—— の肉眼像，真菌感染症 111
　—— の腹部造影 CT 109

す・せ
水腫 51
正常肝臓組織 15
成人 T 細胞性白血病・リンパ腫 29
接合菌 109, 112
線維化 20
腺上皮 119
全身性浮腫 51

そ
造血器悪性腫瘍 132
僧帽弁周囲膿瘍の組織像 100

僧帽弁の肉眼像
　——, 感染性心内膜炎 99
　——, 正常 98
塞栓 63
粟粒結核 35
組織の再生 45

た
大腸癌 119
　—— の組織像 123
　—— の肉眼像 122
大腸の組織像，正常 86, 121
大脳皮質の組織像，正常 58, 92
大葉性肺炎 79
　—— の Gram 染色 83
　—— の組織像 82
　—— の肉眼像 81
脱髄 94
多糖類・粘液染色 89
単核腫瘍細胞 131
胆汁 2

ち
チーズ様壊死 103
中心壊死性類上皮細胞肉芽腫 35
中心性壊死 9
中胚葉 43

て・と
デジタルスライド標本 113
動脈血栓 63
動脈の組織像，正常 66
特異的慢性炎症 85

な
内胚葉 43
ナツメグ 75
難染物質 10

に
肉芽組織 45
肉腫 125
日本住血吸虫 107

ね
ネクローシス 13
粘液，正常 10

の

脳
 —— の血管支配　59
 —— の肉眼像，正常　59
脳梗塞　57
 —— の組織像　60
 —— の肉眼像　59
膿瘍
 —— の Gram 染色　101
 —— の組織像　101

は

肺の組織像
 ——，結核　105
 ——，正常　54, 72
肺の肉眼像
 ——，結核　105
 ——，正常　39, 53, 81
肺うっ血　51
 —— の組織像　54
 —— の肉眼像　53
肺壊死組織の抗酸菌染色　106
肺炎球菌　79
肺癌　5
肺結核　103
敗血症　69
敗血症性ショック　69
肺血栓　4
肺血栓塞栓症　64
肺水腫　51
 —— の組織像　54
 —— の肉眼像　53

肺動脈血栓塞栓症　63
 —— の肉眼像　65
胚葉　43
瘢痕化　20

ひ

非アルコール性脂肪性肝炎　19
 —— の肉眼像　21
ヒトヘルペスウイルス-8　125
皮膚の組織像，正常　127
びまん性過形成甲状腺腫　31
びまん性肺胞傷害　38, 71
 —— の組織像　40, 72
 —— の肉眼像　39
日和見感染症，AIDS　126
ビリベルジン　2
ビリルビン　2
ビリルビン色素　2
貧血性梗塞　57

ふ

封入体　91
副腎　26
 —— の肉眼像，正常　26
副腎皮質萎縮　26
 —— の組織像　27
 —— の肉眼像　27
腹部 CT　108
不染物質　10
糞線虫　17

へ・ほ

ヘマトキシリン　6
ヘマトキシリン-エオジン（H-E）染
 色　6
ヘム色素　4
ヘモグロビン　2, 4
ヘモジデリン　2
変性　20, 25
扁平上皮　119
墨汁法（墨汁染色）　89

ま

末梢血液 Wright-Giemsa 染色　29
末梢血液塗抹像，正常　64
マッソン・トリクローム染色　22
慢性ウイルス性肝炎　13, 19, 115

み・む

ミオグロビン　2, 4
ムーコル　110

め

メセナミン硝酸銀染色　89
メラニン　2
メラニン色素　3
免疫　115

り

リンパ球性心筋炎　77
リンパ節の組織像，正常　133
リンパ濾胞の組織像　134